내 몸이 좋아하는

건강식단

당뇨병편

임상시험으로 검증된 체계적인 힐링레시피

내 몸이 좋아하는 건강식단

당뇨병편

힐링식품사업단

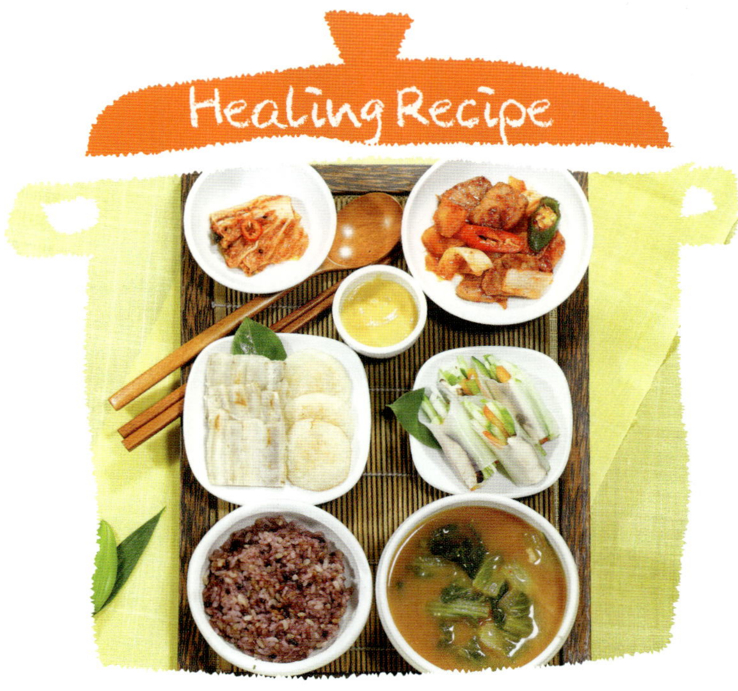

계명대학교 출판부

레시피 북을 펴내며

당뇨병으로 진단받은 환자는 식사조절의 중요성에 대하여 설명 들은 후 진료실을 나서기 전 "선생님! 잡곡밥은 당뇨에 좋은 거지요?"라고 묻는다. "네, 물론 좋지요. 많이 드시지 않는다면 말이지요!"

아직도 일반인들은 음식을 판단할 때 단순히 그 음식이 내 몸에 좋은지 좋지 않은지만을 알려고 한다. 그런데 이 세상의 모든 음식은 좋기도 하고 나쁘기도 하다. 요즘 현미밥이 좋다고들 하며 많이 드신다. 과일은 몸에 좋다고 하니까 많이 먹어도 몸에 좋은 것으로 생각하는 사람들도 많다. 그렇지만 현미밥을 필요량 이상으로 먹는다면 어떻게 될까? 비타민이 풍부하다고 알려진 과일을 배가 부르도록 많이 먹으면 피부가 고와지거나 암이 예방될까? 아니다. 비만해져서 혈압을 올리고 당뇨병에 걸리기 쉽게 만들므로 오히려 해롭다. 그러면 어쩌란 말인가?

음식량과 건강과의 관계를 가장 잘 설명할 수 있는 말은 "과유불급(過猶不及)"이다. 건강에 도움되는 음식 섭취법은 많이 먹지 않으면서 여러가지 종류를 골고루 먹는 것이다. 각종 의학 학술단체나 영양학 학술단체에서 공식적으로 발표하는 음식과 질병 예방법을 자세히 보면 거의 비슷하다. 질병에 따라 큰 차이도 없다. 대체로 싱겁게 먹어라, 과식하지 마라, 다양한 채소나 과일을 먹어라, 다양한 음식을 골고루 섭취하라 등이다. 이러한 음식 섭취법은 고혈압을 예방하고, 당뇨병을 예방할 수 있을 뿐만 아니라 암 발생도 예방할 수 있다고 한다.

지식적인 측면에서 건강한 음식섭취법을 아는 것과 실제 그렇게 먹도록 행동하는 것은 또다른 차원이다. 병원에서는 환자들에게 건강을 위한 바른 음식 섭취법을 교육하지만 실제 실천할 수 있는 환자들은 많지 않다. 우리나라는 고령사회이며 단일가구가 많아지고 한 집안에서 상반된 식사조절이 필요한 질병이 공존하는 가정도 있다. 골고루 드시라 하여도 집안의 주부가 다양하게 반찬을 준비하기 힘들다. 매일 여러 가지 반찬을 어떻게 준비해서 먹는단 말인가! 그렇다면 차라리 다양한 건강식을 손쉽게 구매할 수 있도록 만들면 오히려 가정적으로나 사회적으로 더 이점이 있지 않을까?

이 책은 이러한 점에 착안하여 시작된 정부과제(산업통상지원부 광역경제권 연계협력사업:사업기간 2010~2013년)의 결과물이다. 누구나 건강해지고 싶어 한다. 건강하려면 가장 먼저 실천해야할 부분이 운동보다 더 우선하는 것이 내 몸에 맞는 건강한 식사를 하는 것이다. 시중에 있는 음식소개 책자와 비슷하다고 여길지 모르지만 분명한 차이점은 건강식에 초점을 두었고 각 식단별로 영양소를 분석하였을 뿐만 아니라 질환별로 임상시험을 거쳐 검증 된 식단이라는 점이다. 특별히 각 질환별 힐링식단의 임상시험을 위해서 많은 식품기업체에서 참여해주셨다. 참여기업과 기관은 (주)케어쿡(다양한 기본식단), (주)그린나래(빵류), (주)신선미(참우린곰탕), 영풍물산(전류), (주)옴니허브(차류), S-푸드(비만용 샐러드류), (주)대성김치(저염 김치), 문경시 농업기술센터(산채비빔밥), 궁전방, 영농조합법인 상생 등이다.

이 레시피북은 당뇨병을 치료하거나 예방에 도움이 되는 힐링식단을 중심으로 구성하였다. 질환식 레시피북을 출판하는 이유는 우리 국민들에게 가장 흔한 질환이면서 이들 질병을 예방하는 식단이 건강한 식사를 원하는 모든 사람들에게 가장 기본적인 식단이기 때문이다.

이 책을 출판하면서 가장 큰 고민은 영양소분석 프로그램상 각종 영양소 함량과 실제 분석기관에서(계명대학교 전통미생물개발 및 산업화(TMR)연구센터)의 영양소 함량치의 차이이다. 대체로 실제 분석치가 더 적게 나온다. 이 차이는 다양한 원인이 있을 수 있으므로, 향후 영양섭취분석에서 이 부분을 어떻게 고려해야할지 고민해야 할 것 같다.

이 책의 제작을 위해 애써주신 대구테크노파크바이오헬스융합센터 정희경 박사, 경북대 문광덕 교수, 대구가톨릭대학병원 김성희 교수, 동산의료원 영양팀, 그리고 계명대학교 힐링식품사업단 직원들과 계명대학교 출판부, (주)이환디앤비 관계자들을 비롯하여 애써주신 모든 분들께 진심으로 감사드린다.

2013년 4월

계명대학교 힐링식품사업단장 서영성

당뇨병환자를 위한 힐링 레시피를 펴내며

당뇨병은 문자 그대로 해석하면 소변으로 당이 나오는 질병입니다. 음식으로 섭취한 탄수화물은 소화효소에 의해 포도당으로 분해되어 혈액으로 흡수되고, 우리 몸은 췌장에서 분비되는 인슐린의 작용으로 포도당을 이용합니다. 여러 가지 이유로 인슐린이 모자라거나 기능이 약하면 포도당을 이용하지 못하여 혈당이 높아지고 소변으로 당이 나오게 되며, 이런 과정에서 크고 작은 혈관에 합병증을 유발하게 됩니다. 2010년 통계에 따르면 우리나라의 당뇨병 환자는 약 350만 명으로 추정되며, 환자가 당뇨병인지 모르고 지내거나, 진단 받았더라도 조절되지 않는 경우가 많이 있습니다.

당뇨병은 병원에서 받는 치료도 중요하지만, 환자가 직접 관리해야 하는 질환입니다. 의사들은 병원에서 환자들에게 적절한 약을 처방하기 위해 노력하지만, 환자들의 생활습관이 관리되지 않는다면 이 질환을 조절하기 힘들다고 말합니다. '치료한다'가 아니라 '조절 한다'는 표현이 더 적절하다고 생각되는 질환이지요. 다른 어떤 질환보다 환자교육이 중요하게 여겨지고 있으며, 그 중에서도 가장 중요한 부분이 식사요법입니다. 당뇨병 치료에 있어서 음식은 '임상영양치료'라고 명시되어 있을 만큼 치료에 있어서 약물 요법만큼, 아니 더 중요한 치료법입니다. 많은 환자 및 보호자 분들이 각 병원이나 보건소 등에서 실시되는 당뇨교육을 받은 경험이 있고, 임상영양치료에 대한 강의도 들은 경험이 있을 것입니다. 절절한 체중이 얼마고, 몇 칼로리를 섭취해야 하고, 영양 성분은 어떤 비율로 구성하는지, 어떤 음식이 어떤 영양소에 속하는지, 감자 한 개, 밥 한 그릇은 몇 칼로리인지…. 몇 번을 들어도 듣다가 보면 잠이 오거나 집중이 안 되고, 잘 들어도 직접 실천하기가 어렵다고 불평하시는 환자분들을 많이 보게 됩니다.

이 레시피 북에는 대한당뇨병학회 기준에 따라 하루 섭취열량을 1,800Kcal 미만으로 하였고 탄수화물:단백질:지방의 열량 비를 각각 55~60%:15~20%:20~25%가 되도록 구성하였습니다. 또한 1일 나트륨 섭취량은 4,000mg(경저염식) 이하로 하였으며 콜레스테롤 섭취량은 300mg 이하가 되도록 하여 기본적인 음식 준비 과정과 조리법을 직접 소개하였습니다. '실제로 따라 해 보세요' 입니다. 나아가서는 본인의 기호에 맞추어 재료나 조리법을 응용하고, 더 좋은 레시피를 경험하여 임상영양치료를 환자 스스로 발전시켜 나갈 수 있는 계기가 되기를 바랍니다. 미약하지만 의료인과 임상영양사들이 머리 맞대고 고민한 자그마한 노력이 당뇨병 환자의 건강 지킴에 도움이 되었으면 하고 기대해 봅니다.

특별히 당뇨식단의 임상시험을 위해서 애써주신 (주)케어쿡(다양한 기본식단), 문경시 농업기술센터(산채비빔밥)등의 참여업체에게 진심으로 감사를 드립니다.

2013년 4월

계명대학교 내분비대사내과 교수 김혜순

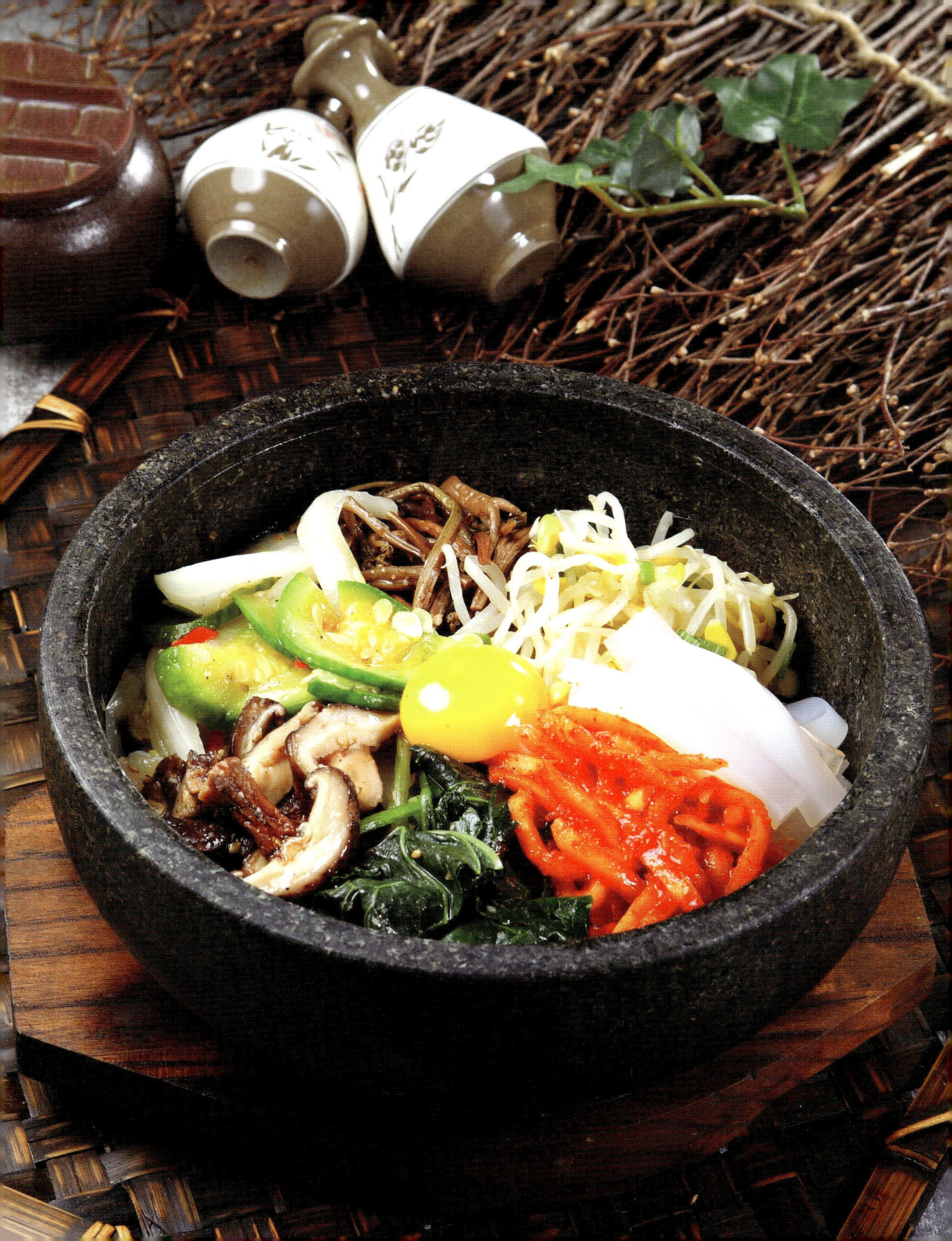

차림표

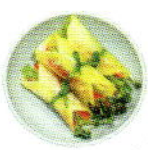

첫째 날

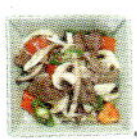

둘째 날

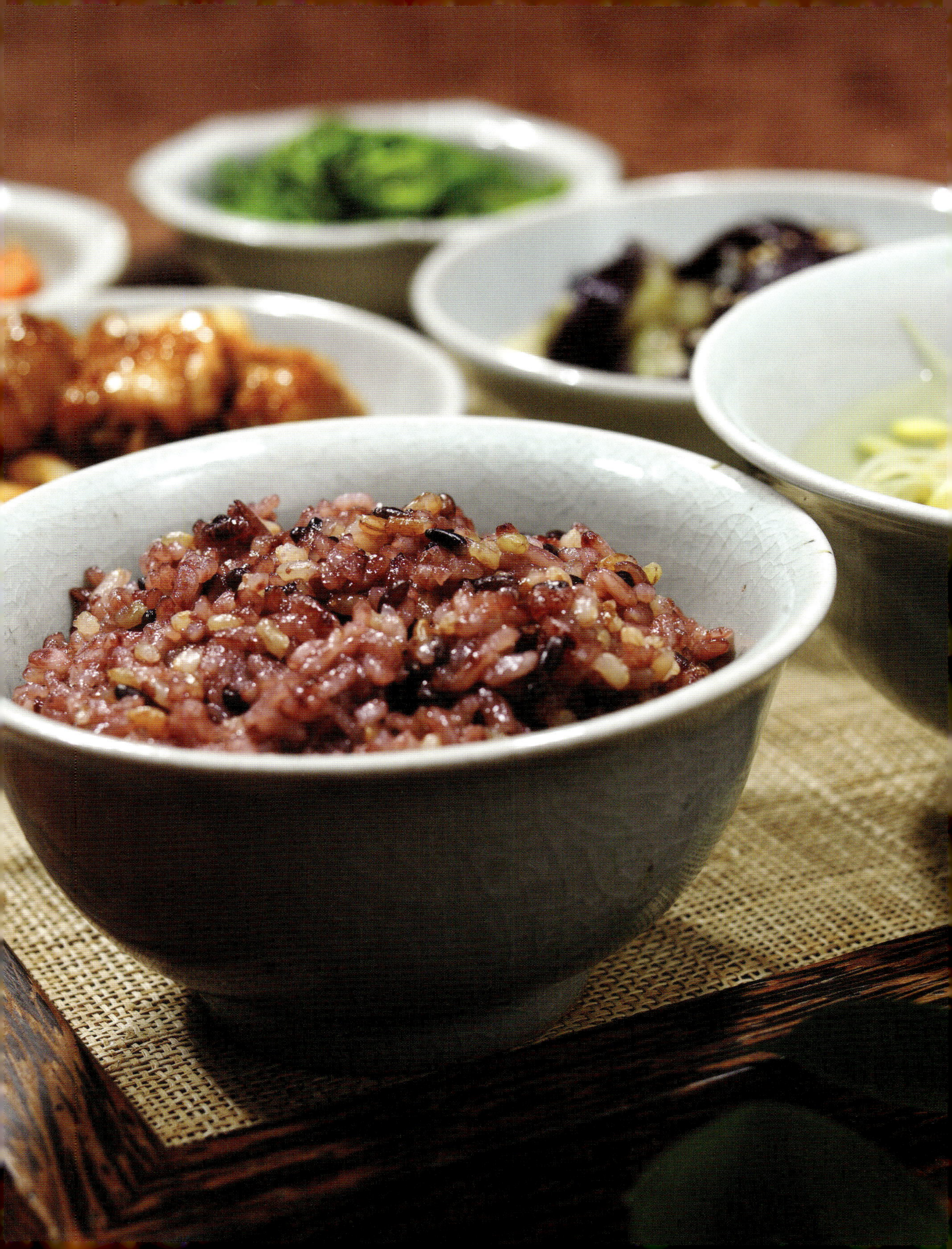

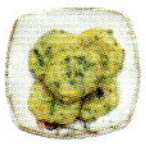

셋째 날

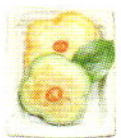

넷째 날

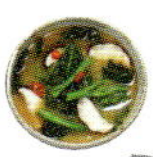

다섯째 날

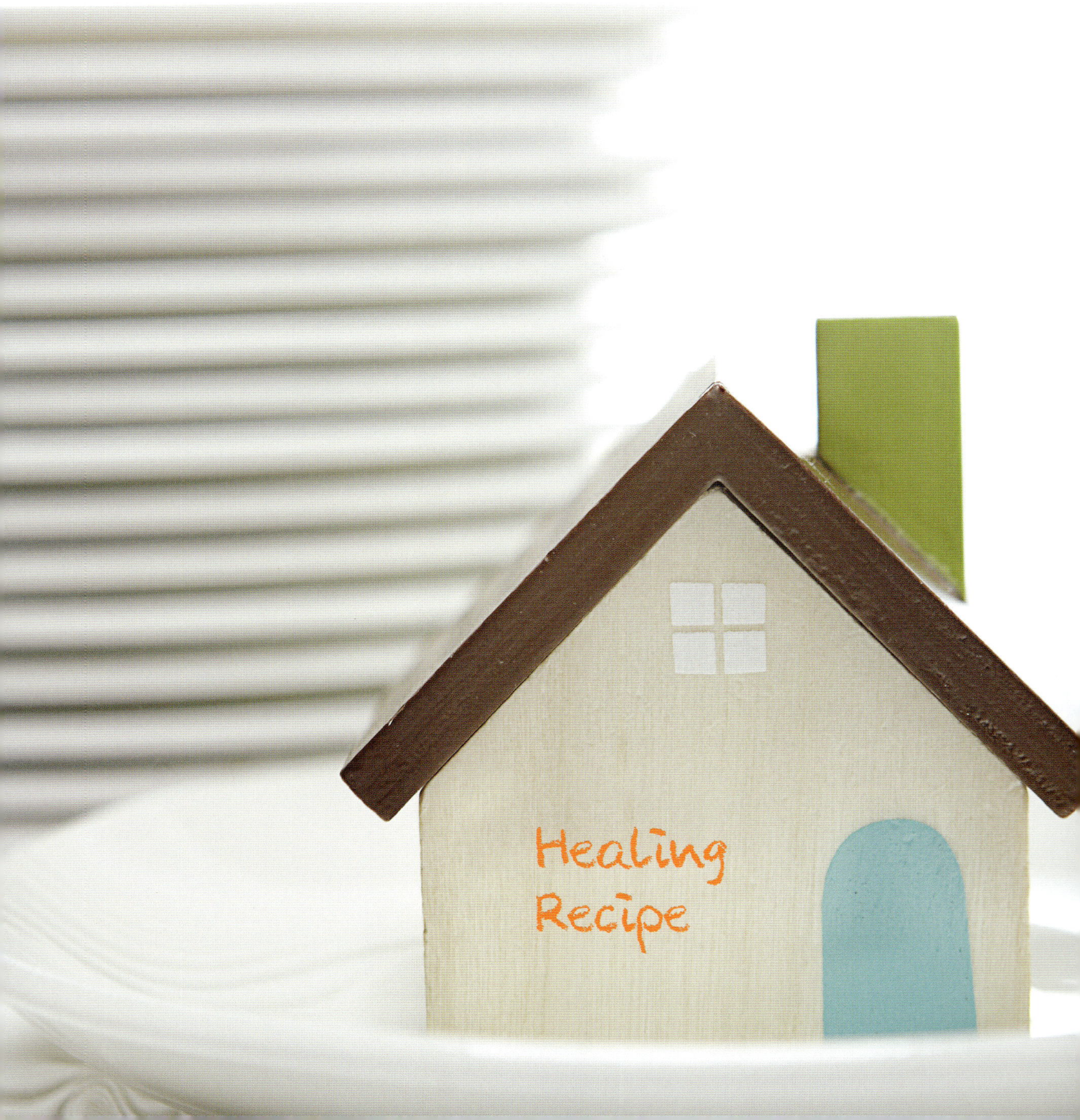
Healing
Recipe

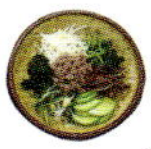

여섯째 날

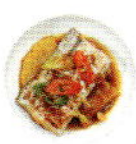

일곱째 날

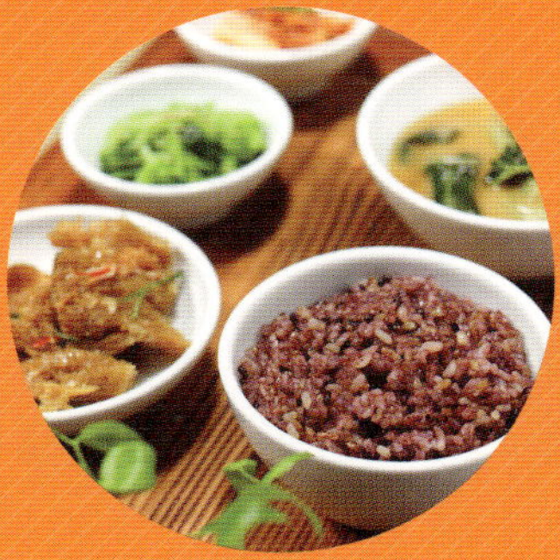
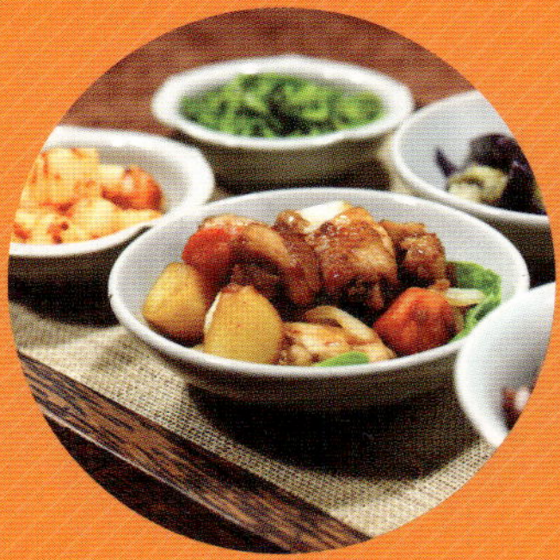
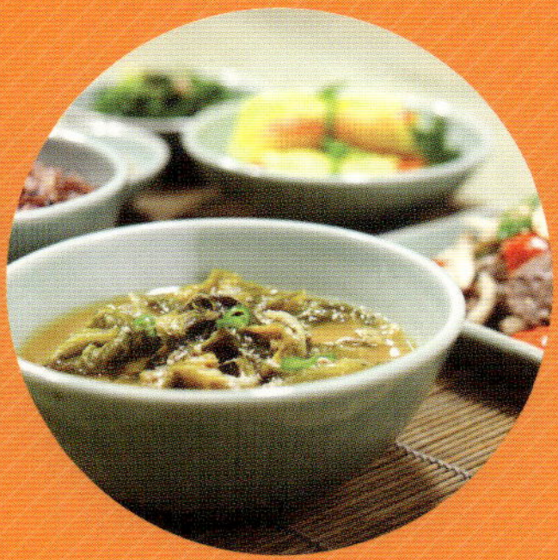

Healing Recipe

"Diabetes Mellitus"

힐링레시피
당뇨병편

첫째 날

아침*

근대된장국
황태찜
연근호두조림
취나물무침
잡곡밥·배추김치

점심*

콩나물맑은국
닭조림
미나리무침
가지양념구이
잡곡밥·깍두기

저녁*

시래기국
쇠고기등심버섯볶음
시금치나물
무말이냉채
잡곡밥·배추김치

하루 섭취량	열량 (kcal)	탄수화물 (g)	단백질 (g)	지방 (g)	콜레스테롤 (mg)	나트륨 (mg)	칼륨 (mg)	칼슘 (mg)	인 (mg)	철분 (mg)
아 침	501.0	85.1	25.0	6.7	3.5	792.5	735.5	159.3	434.8	2.8
점 심	461.0	79.0	24.3	5.5	7.2	416.3	472.1	75.9	377.2	2.2
저 녁	444.0	80.9	16.1	6.8	3.5	433.5	1402.6	231.6	546.4	3.6
합 계	1406.0	245.0	65.4	19.0	14.2	1642.3	2610.2	466.8	1358.5	8.5

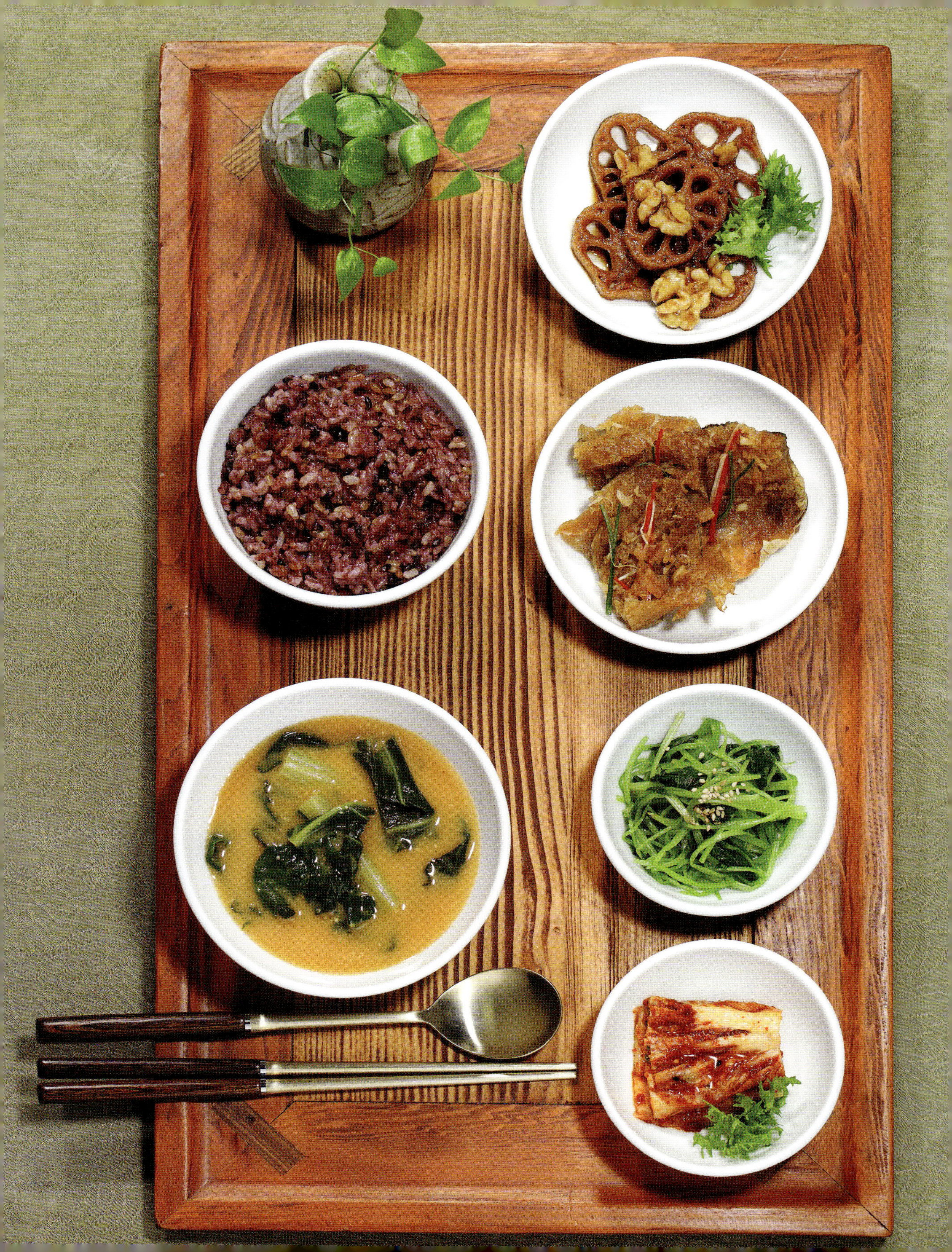

첫째 날 아침

1. 근대된장국

재료

1. 근대 60g, 마늘 2g, 청양고추 1/4개, 된장 1/2작은술
2. 육수 : 물 2컵, 다시마(5X5cm) 1장, 건표고버섯 1장, 멸치 3마리

만드는 법

1. 육수내는 법(Cook Tip)을 참고하여 멸치 다시마 표고 육수를 준비한다.
2. 근대는 깨끗하게 손질 한 다음 4~5cm 길이로 자르고 마늘은 다지고, 청양고추는 송송 썰어 준비한다. 육수를 낸 표고는 건져 곱게 채 썬다.
3. 멸치 다시마 표고 육수에 된장을 풀고 살짝 끓으면 근대를 넣고, 다진 마늘, 청양고추, 채 썬 표고버섯을 넣어 한소끔 끓여 완성한다.

Cook Tip 멸치 다시마 표고 육수

1. 다시마(10x10cm) 2장, 멸치 1컵, 건 표고 8개, 물 2L
2. 멸치는 내장 제거 후 팬에 볶아 수분을 날려준 다음 물, 다시마, 건표고를 넣고 끓이다가 다시마는 건져내고 나머지는 10분 정도 더 끓여 걸러 사용한다. (다시마에 칼집을 내면 국물이 더 잘 우러나온다).

2. 황태찜

재료

1. 불린 황태 50g
2. 양념장 : 올리고당 2g, 다진 마늘 2g, 야채간장 1작은술, 다시마 국물 1/3컵, 실고추, 대파 채, 다진 생강 약간

만드는 법

1. 냄비에 황태 깔고 분량의 양념장을 만들어 넣고 졸인다.
2. 졸인 황태 위에 실고추와 대파 채를 고명으로 올려 완성한다.

Cook Tip 다시마 국물

1. 다시마 1장(15g), 물 1.8L
2. 다시마는 적당한 크기로 잘라 지저분한 것을 제거 한 뒤 냄비에 물을 담고 다시마를 넣어 두었다가 약 불에 올려 오랫동안 서서히 끓인다.
3. 국물이 끓기 시작하면 잠시 후에 건져낸다.

3. 연근호두조림

재료

1. 연근 20g, 호두 4g, 진간장 1작은술, 올리고당 2g
2. 육수 : 다시마(5X5cm) 1장, 표고 1장, 물 1컵

만드는 법

1. 육수내는 법(Cook Tip)을 참고하여 다시마 표고 국물를 준비한다.
2. 연근을 0.5cm 굵기로 썰어 식촛 물에 담근다.
그리고 끓는 물에 식초를 넣어 삶는다.
3. 다시마 표고 국물에 간장과 올리고당을 넣고 끓어오르면 연근과 호두를 넣고 조려 완성한다.

Cook Tip 다시마 표고 국물

1. 다시마 10X10cm 2장, 건 표고 8개, 물 2L
2. 다시마는 표면에 묻은 흰 가루를 마른 행주로 닦는다.
3. 재료 넣고 끓이다가 끓기 시작하면 다시마는 건지고 표고버섯은 10분 정도 더 끓여 낸다.
4. 그리고 거즈에 걸러 국물만 사용한다.

4. 취나물무침

재료

1. 취나물 70g
2. 국간장 1/4작은술, 깨소금 1g, 다진 파 2g, 다진 마늘 1g, 참기름 1g, 소금 0.2g

만드는 법

1. 취나물은 끓는 물에 데쳐 찬물에 헹궈 물기를 짜서 먹기 좋게 잘라준다.
2. 데친 취나물에 국간장, 깨소금, 다진 파, 다진 마늘, 참기름, 소금을 넣고 무쳐 완성한다.

5. 잡곡밥 210g 배추김치 30g

영양분석표	열량 (kcal)	탄수화물 (g)	단백질 (g)	지방 (g)	콜레스테롤 (mg)	나트륨 (mg)	칼륨 (mg)	칼슘 (mg)	인 (mg)	철분 (mg)
잡곡밥	304.5	63.0	6.3	2.7	0.0	10.5	167.3	11.1	223.5	1.4
근대된장국	20.0	1.5	1.8	1.0	0.0	240.0	93.2	39.7	26.9	0.3
황태찜	55.0	1.5	12.0	0.0	3.5	115.0	99.1	52.7	96.8	0.3
연근호두조림	72.0	13.2	1.8	1.5	0.0	96.0	164.7	13.9	37.3	0.1
취나물무침	37.5	3.5	2.5	1.5	0.0	250.0	144.5	32.9	37.4	0.4
배추김치	12.0	2.4	0.6	0.0	0.0	81.0	66.7	9.1	12.7	0.2
합계	501.0	85.1	25.0	6.7	3.5	792.5	735.5	159.3	434.8	2.8

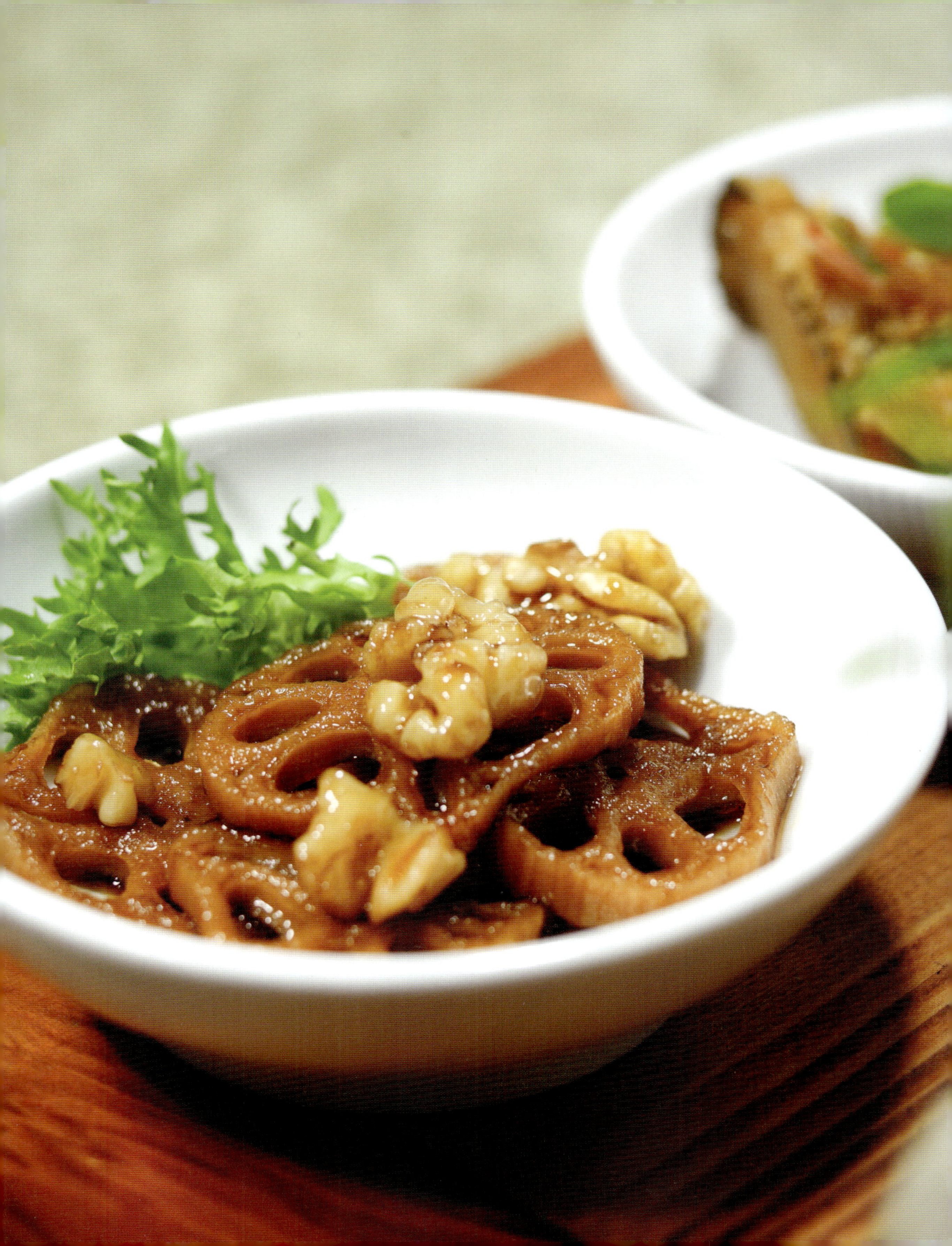

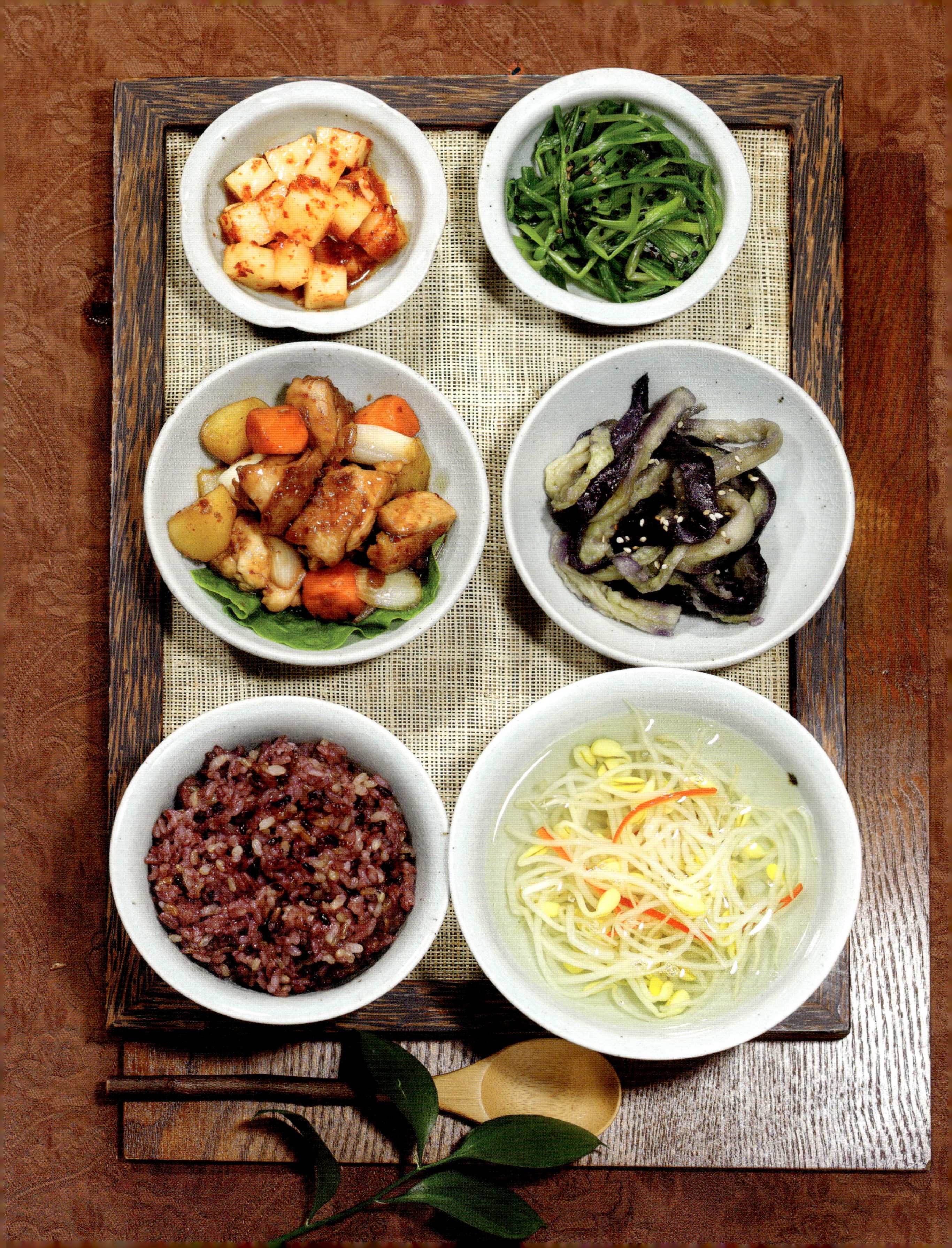

첫째 날 점심

1. 콩나물맑은국

재료

1. 콩나물 35g, 새우젓국물 3g, 홍고추 약간
2. 육수 : 다시마(5X5cm) 1장, 멸치 3마리, 파뿌리 1개,
   마늘 1톨, 무 10g, 물 2컵, 대파 1g

만드는 법

1. 육수내는 법(Cook Tip)을 참고하여 진한 멸치 다시마 육수를 준비한다.
2. 진한 멸치 다시마 육수에 꼬리를 제거한 콩나물, 채 썬 홍고추를 함께 넣고 두껑을 덮어 끓인 뒤 새우젓국으로 간하여 완성한다.

Cook Tip 진한 멸치 다시마 육수

1. 멸치 1컵, 무 4cm 1토막, 파뿌리 1개, 마늘 3톨, 다시마 10X10cm 1장, 물 1L
2. 멸치는 머리, 내장 제거 하고 마른 팬에 살짝 볶아 수분을 날려준다.
3. 냄비에 분량의 재료를 넣고 끓으면 다시마는 건져내고, 10분정도 더 끓여 거즈에 걸러 맑은 국물만 사용한다.

2. 닭조림

재료

1. 닭가슴살 40g, 양파 20g, 감자 10g, 당근 20g, 풋고추, 대파
2. 다진 마늘 5g, 생강 1g, 소금 0.5g, 야채간장 3작은술, 고춧가루 1작은술
3. 다시마 국물 1컵

만드는 법

1. 야채들(양파, 감자, 당근)은 큼직하게 썰어 준비한다.
2. 닭가슴살은 먹기 좋게 썰어 준다. 풋고추, 대파는 어슷 썬다.
3. 닭가슴살은 기름 없이 지지고 다시마 국물과 양념 반을 넣고 끓이다가 야채와 나머지 양념을 모두 넣고 조려 완성한다.

Cook Tip 다시마 국물

1. 다시마 1장(15g), 물 1.8L
2. 다시마는 적당한 크기로 잘라 지저분한 것을 제거 한 뒤 냄비에 물을 담고 다시마를 넣어 두었다가 약 불에 올려 오랫동안 서서히 끓인다.
3. 국물이 끓기 시작하면 잠시 후에 건져낸다.

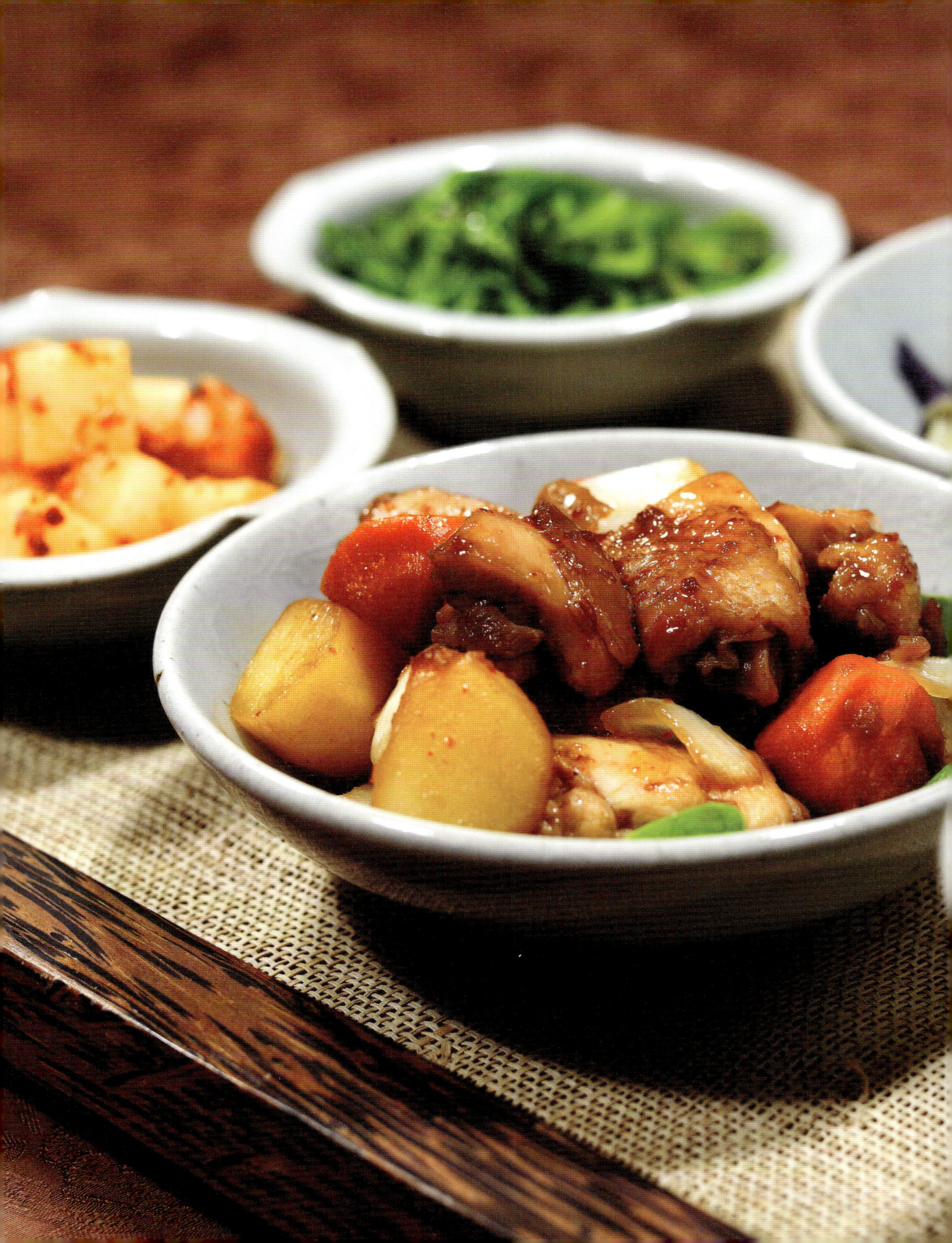

3. 미나리무침

재료

1. 미나리 25g
2. 양념 : 국간장 2g, 마늘 즙 1/2작은술, 식초 1/2작은술, 올리고당 1g, 참기름 0.5g, 고춧가루 2g

만드는 법

1. 미나리를 깨끗이 씻어서 3~4cm 길이로 잘라준다.
2. 분량의 양념을 만들어 먹기 직전에 버무려 완성한다.

4. 가지양념구이

재료

1. 가지 35g
2. 참기름 1g, 깨소금 1g, 국간장 1/2작은술, 다진 마늘 1g

만드는 법

1. 가지는 4등분 한 뒤 찜기에 10분 정도 쪄준다.
2. 쪄낸 가지를 먹기 좋은 크기로 찢는다.
3. 간장, 다진 마늘, 참기름, 깨소금을 넣어 버무려 완성한다.

5. 잡곡밥 210g
깍두기 50g

영양분석표	열량 (kcal)	탄수화물 (g)	단백질 (g)	지방 (g)	콜레스테롤 (mg)	나트륨 (mg)	칼륨 (mg)	칼슘 (mg)	인 (mg)	철분 (mg)
잡곡밥	304.5	63.0	6.3	2.7	0.0	10.5	167.3	11.1	223.5	1.4
콩나물맑은국	20.0	4.0	1.8	0.0	0.0	90.0	17.9	21.9	29.2	0.3
닭조림	94.5	6.3	14.4	1.4	7.2	180.0	185.3	8.6	89.8	0.0
미나리무침	8.8	1.3	0.3	0.3	0.0	50.0	30.3	13.0	11.5	0.1
가지양념구이	15.8	1.4	1.1	0.8	0.0	15.8	51.8	7.7	11.4	0.2
깍두기	17.5	3.0	0.5	0.3	0.0	70.0	19.4	13.5	11.8	0.1
합계	461.0	79.0	24.3	5.5	7.2	416.3	472.1	75.9	377.2	2.2

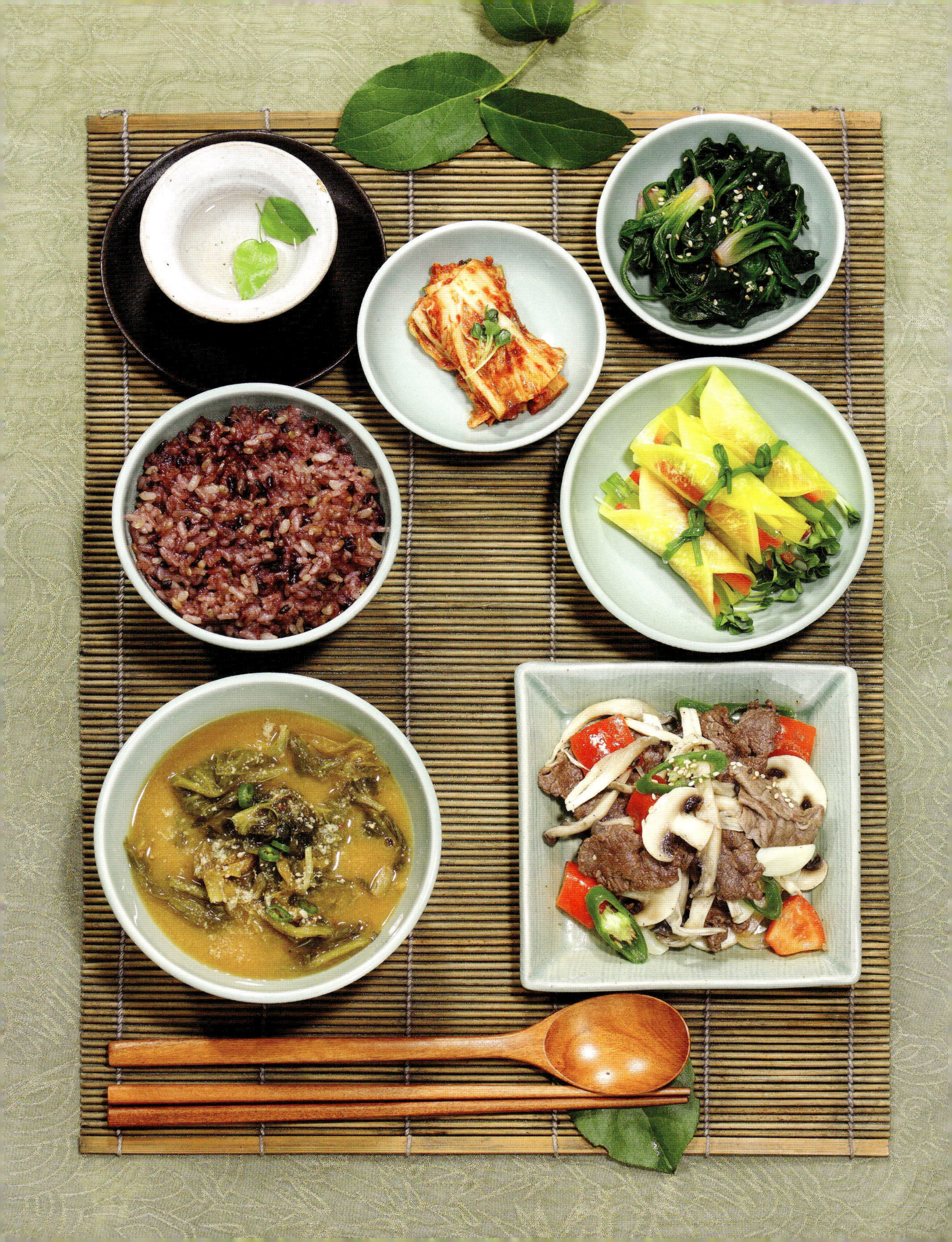

첫째 날 저녁

1. 시래기국

재료

1 시래기 50g, 들깨가루 4g, 청양고추 2g, 대파 5g, 마늘 3g, 국간장 1/2작은술, 고춧가루 0.5g
2 육수 : 멸치 5마리, 물 2컵

만드는 법

1 불린 시래기는 삶아 부드럽게 한다.
2 멸치는 내장을 빼고 달군 냄비에 멸치를 볶다 물을 넣고 끓여 육수를 낸다.
3 시래기는 딱딱한 껍질을 제거하고 3~4cm로 잘라 들깨가루, 다진 마늘, 간장, 고춧가루를 넣어 조물조물 무쳐 육수에 넣어 끓이다가 대파와 청양고추를 넣고 다시 끓여 완성한다.

2. 쇠고기등심 버섯볶음

재료

1 쇠고기 등심 60g, 애느타리버섯 25g, 양송이 15g, 홍피망 10g, 풋고추 5g, 마늘 2톨
2 식용유 2.5g, 소금 0.5g, 통후추알 2알, 양파 5g

만드는 법

1 쇠고기는 살코기만 얇게 편 썰어 칼등으로 두들겨 양파 즙에 재운다.
2 애느타리버섯은 찢고 양송이는 편 썬다.
3 홍피망, 풋고추는 큼직하게 썰고 마늘은 편 썬다.
4 식용유에 마늘→쇠고기→느타리, 양송이→ 홍피망, 풋고추 순으로 볶으면서 소금, 갈아 놓은 통후추로 간하여 완성한다.

3. 시금치나물

재료

1 시금치 35g
2 국간장 1/4작은술, 깨소금 1g, 참기름 1g, 소금 0.2g, 파 1g, 마늘 1g

만드는 법

1 시금치는 끓는 물에 데쳐 찬물에 헹궈 물기를 짜서 먹기 좋게 잘라 준다.
2 다진 파, 다진 마늘, 깨소금, 간장, 참기름, 소금을 넣고 같이 무쳐 완성한다.

4. 무말이냉채

재료

1. 무 20g
2. 파프리카(청, 홍, 황 각 10g), 무순 5g, 미나리 5g
3. 단촛물 : 다시마 국물 2작은술, 식초 2작은술, 올리고당 1g, 소금 0.5g, 치자 1/2개
4. 겨자소스 : 겨자 1/2작은술, 배 즙 1/2작은술, 올리고당 1g, 식초 1/2작은술

만드는 법

1. 다시마 국물에 치자를 넣어 우려 준 다음 걸러 분량대로 단촛물을 만든다.
2. 무는 얇게 썰어서 단촛물에 재운다.
3. 파프리카는 채 썬다.
4. 무순은 물에 담궈 둔다.
5. 미나리는 끓는 물에 데친다.
6. 재워 둔 무에 파프리카, 무순을 넣고 말아 미나리로 감는다.
7. 겨자가루에 따뜻한 물을 넣고 뜨거운 냄비 뚜껑에 5분 정도 발효시켜 준 다음 배즙, 올리고당, 식초를 넣고 섞어 완성한다.

Cook Tip 다시마 국물

1. 다시마 1장(15g), 물 1.8L
2. 다시마는 적당한 크기로 잘라 지저분한 것을 제거 한 뒤 냄비에 물을 담고 다시마를 넣어 두었다가 약불에 올려 오랫동안 서서히 끓인다.
3. 국물이 끓기 시작하면 잠시 후에 건져낸다.

5. 잡곡밥 210g 배추김치 30g

영양분석표	열량 (kcal)	탄수화물 (g)	단백질 (g)	지방 (g)	콜레스테롤 (mg)	나트륨 (mg)	칼륨 (mg)	칼슘 (mg)	인 (mg)	철분 (mg)
잡곡밥	304.5	63.0	6.3	2.7	0.0	10.5	167.3	11.1	223.5	1.4
시래기국	30.0	4.0	2.0	1.4	0.0	180.0	112.3	66.9	40.4	0.9
쇠고기등심버섯볶음	67.5	6.5	6.0	2.1	3.5	80.0	85.6	4.6	59.3	0.5
시금치나물	18.0	2.0	1.2	0.6	0.0	64.0	104.4	28.7	24.2	0.4
무말이냉채	12.0	3.0	0.0	0.0	0.0	18.0	866.4	111.2	186.2	0.0
배추김치	12.0	2.4	0.6	0.0	0.0	81.0	66.7	9.1	12.7	0.2
합계	444.0	80.9	16.1	6.8	3.5	433.5	1402.6	231.6	546.4	3.6

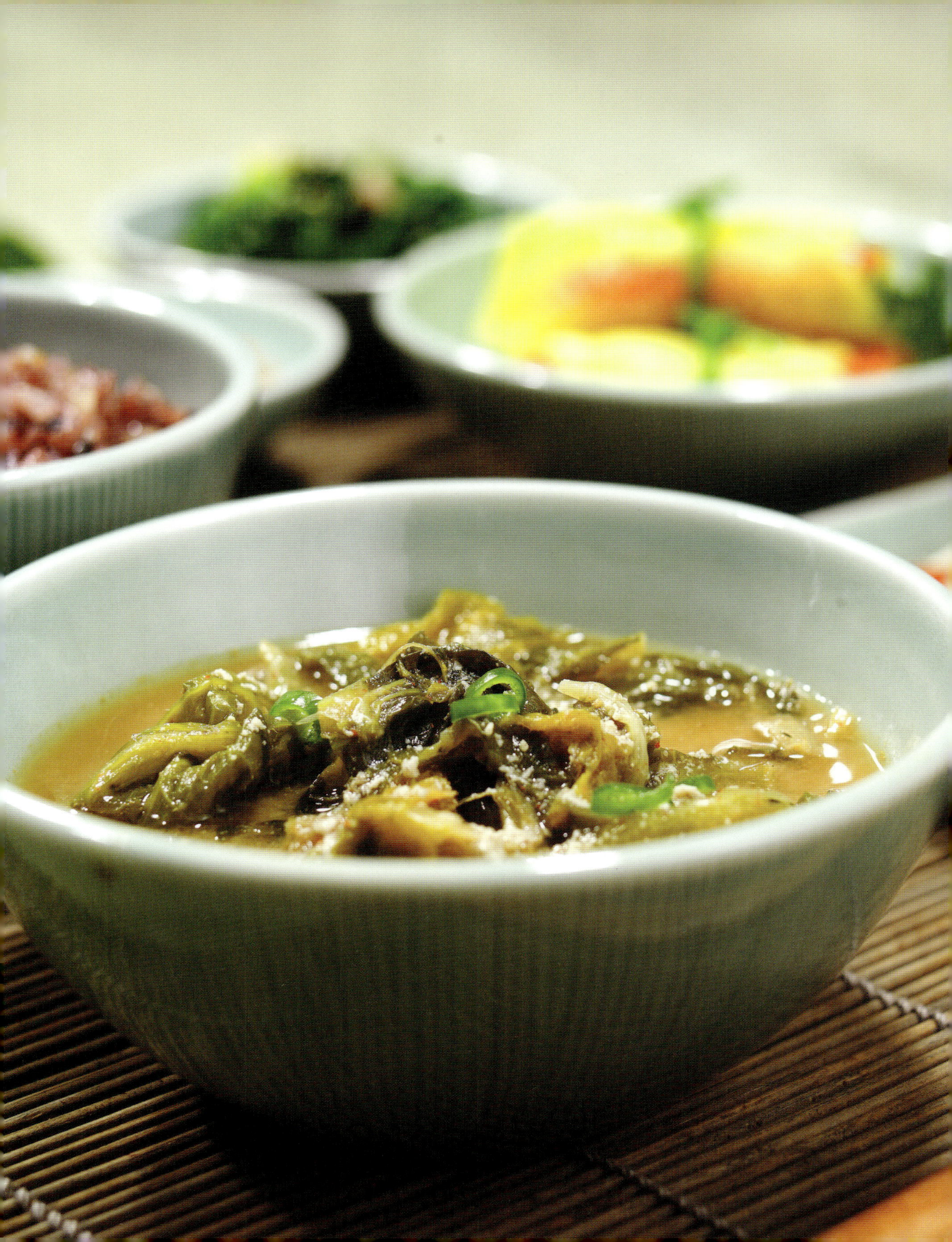

힐링레시피

당뇨병 상식 1

당뇨병이란?

당뇨병은 우리 몸의 중요한 에너지원인 포도당이 적절하게 이용되지 못하는 상태로, 체내에서 포도당이 각각의 세포에 들어가 에너지로 이용될 수 있도록 조절하는 "인슐린"이라는 호르몬 작용에 이상이 생겨 발생하게 됩니다.

정상인은 식사 후 음식물을 통해 흡수한 포도당이 혈액에 많아지면 자동적으로 췌장에서 인슐린을 적당량 분비하여 혈액의 포도당은 세포로 들어가게 하고, 이 포도당은 세포에서 에너지원으로 이용됩니다.

그러나, 당뇨병 환자에서는 혈액에 포도당이 많을 경우 적당히 분비되어야 할 체내의 인슐린이 전혀 분비되지 않거나 적게 분비되고, 또는 분비된 인슐린이 제대로 된 기능을 하지 못해서 혈액에 포도당이 과다한 상태로 있게 되며, 이렇게 혈액에 쌓인 포도당은 소변을 통해 흘러나오게 되는 것입니다.

당뇨병의 증상

당뇨병의 증상은 다뇨, 다갈, 다음, 다식이 대표적인 증상이지만 체중감소, 피로감, 전신쇠약감, 손저림 등의 증상이 동반될 수도 있으며 증상이 없는 경우도 있습니다.

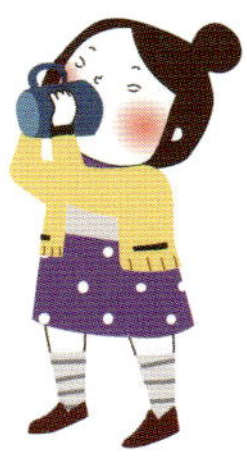
다음(多飮)

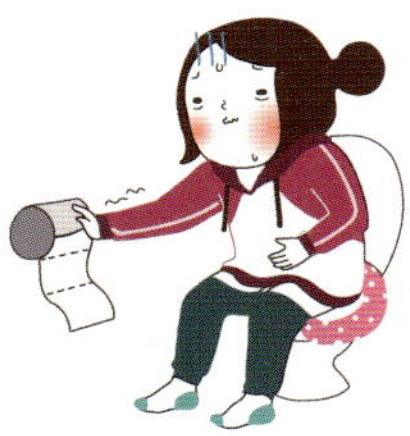
다뇨(多尿)

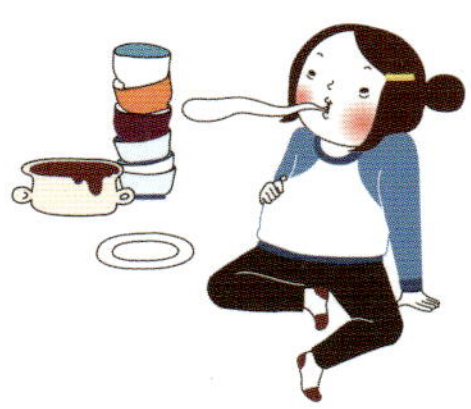
다식(多食)

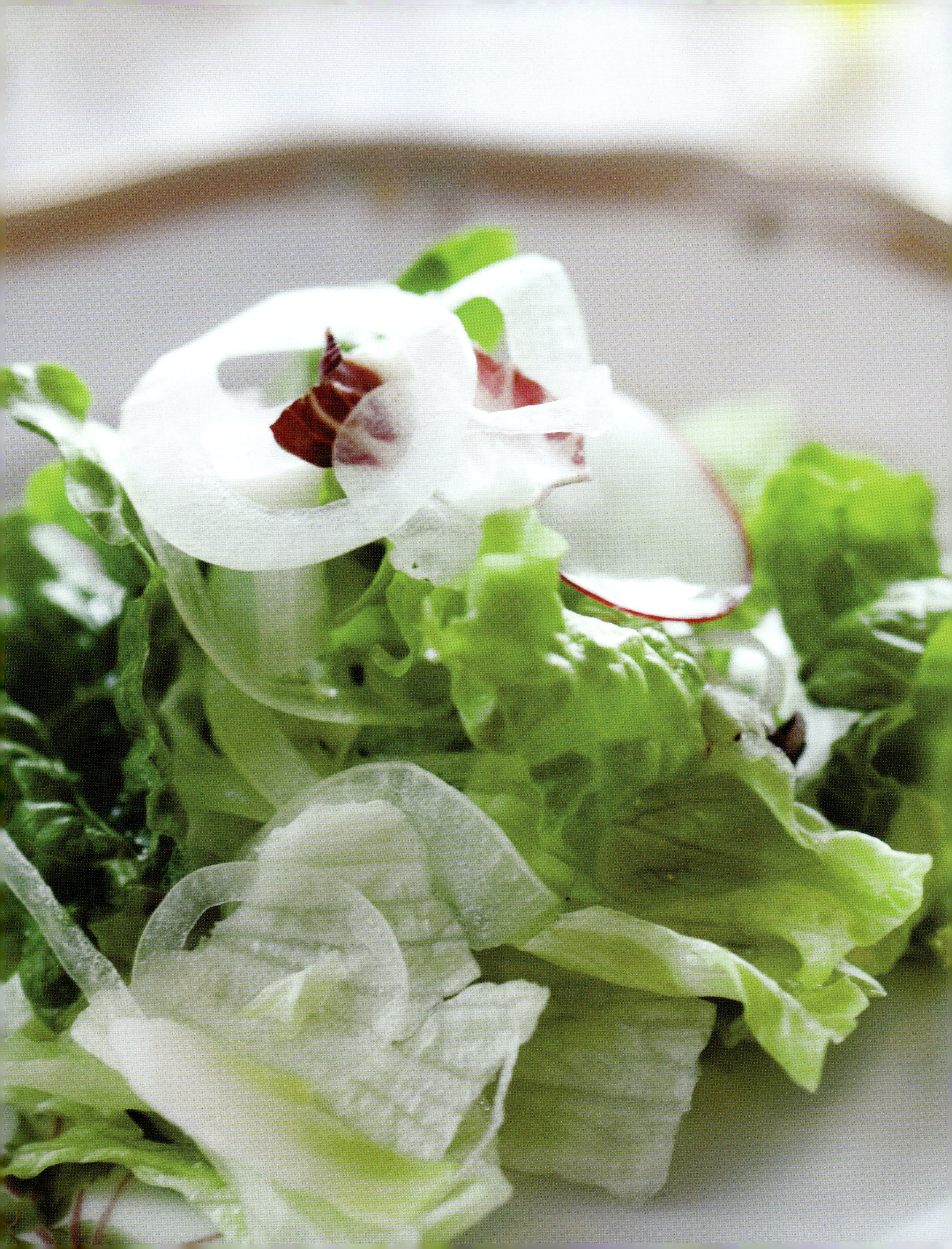

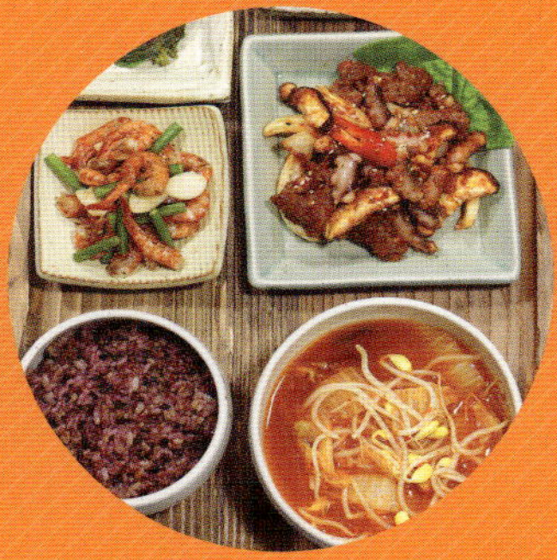 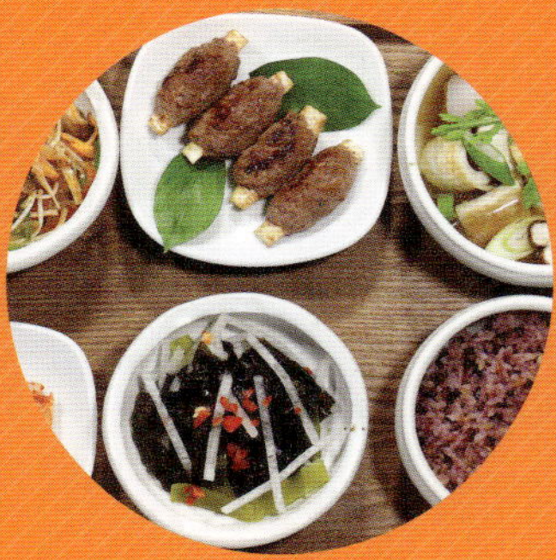 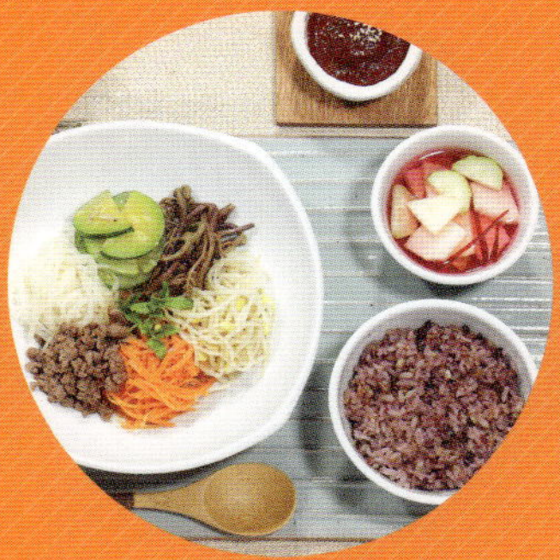

Healing Recipe

“Diabetes Mellitus”

힐링레시피
당뇨병편

둘째 날

아침*

김치콩나물국
낙지불고기
마른새우볶음
브로콜리더덕초회
잡곡밥·깻잎김치

점심*

어묵탕
수삼떡갈비
버섯잡채
생미역무침
잡곡밥·배추김치

저녁*

숙채비빔밥
오미자물김치
잡곡밥

하루 섭취량	열량 (kcal)	탄수화물 (g)	단백질 (g)	지방 (g)	콜레스테롤 (mg)	나트륨 (mg)	칼륨 (mg)	칼슘 (mg)	인 (mg)	철분 (mg)
아 침	420.0	61.9	26.1	7.3	12.5	711.0	639.4	354.9	402.2	3.0
점 심	758.2	105.6	37.5	19.7	21.2	1225.0	902.5	186.9	491.3	4.4
저 녁	452.0	76.9	15.0	9.5	0.0	835.0	709.4	152.7	376.9	2.0
합 계	1630.2	244.4	78.5	36.5	33.7	2771.0	2251.3	694.5	1270.4	9.4

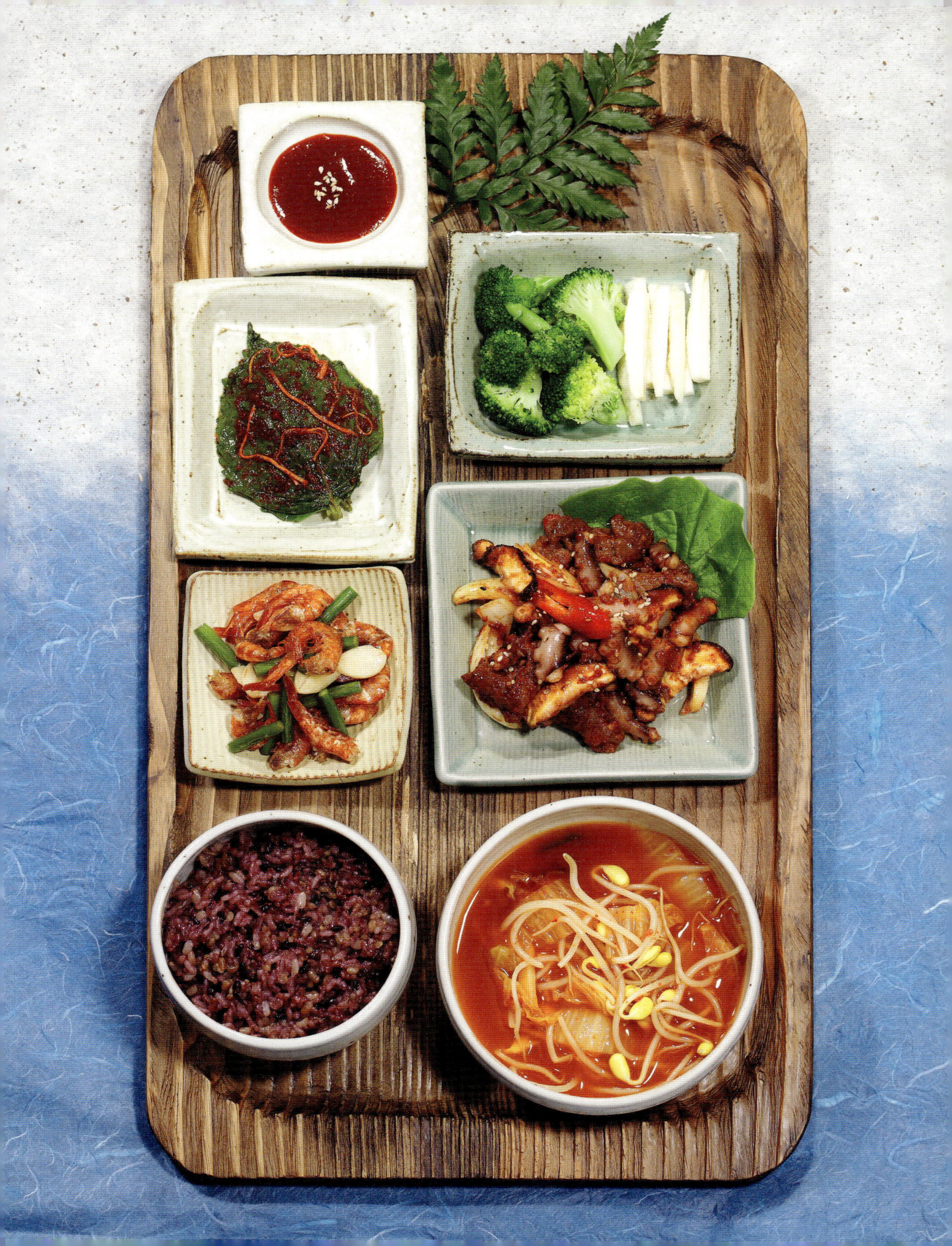

둘째 날 아침

1. 김치콩나물국

재료

1 김치 40g, 콩나물 50g, 새우젓국물 3g, 홍고추
2 육수: 다시마(5×5cm) 1장, 멸치 3마리, 파뿌리 1개, 마늘 1톨, 무 10g, 물 2컵

만드는 법

1 육수내는 법(Cook Tip)을 참고하여 진한 멸치 다시마 육수를 준비한다.
2 진한 멸치 다시마 육수에 꼬리를 제거한 콩나물, 굵게 채 썬 김치, 채 썬 홍고추를 함께 넣고 뚜껑을 덮어 끓인 뒤 새우젓국으로 간하여 완성한다.

Cook Tip 진한 멸치 다시마 육수

1 멸치 1컵, 무 4cm 1토막, 파뿌리 1개, 마늘 3톨, 다시마(10X10cm) 1장, 물 1L
2 멸치는 머리, 내장 제거 하고 마른 팬에 살짝 볶아 수분을 날려준다.
3 냄비에 분량의 재료를 넣고 끓으면 다시마는 건져내고, 10분정도 더 끓여 거즈에 걸러 맑은 국물만 사용한다.

2. 낙지불고기

재료

1 낙지 50g, 쇠고기 20g
2 양파 15g, 청·홍고추 5g, 대파 5g, 표고 1장, 참기름 1g, 통깨 1g
3 양념장 : 고추장 1/2작은술, 고춧가루 1/2작은술, 올리고당 2g, 참기름 1g, 다진 마늘 1/2작은술, 다진 생강 1/4작은술, 통깨 1g, 청주 1/2작은술, 후추 약간

만드는 법

1 쇠고기는 한 입 크기로 납작하게 썬다.
2 낙지는 소금에 문질러 씻어 5~6cm 크기로 자른다.
3 양파, 표고버섯은 굵게 채 썰고 청·홍고추, 대파는 어슷하게 썬다.
4 팬에 쇠고기→표고→양파→고추→낙지→대파→양념 순으로 넣고 볶다 참기름, 통깨를 넣고 완성한다.

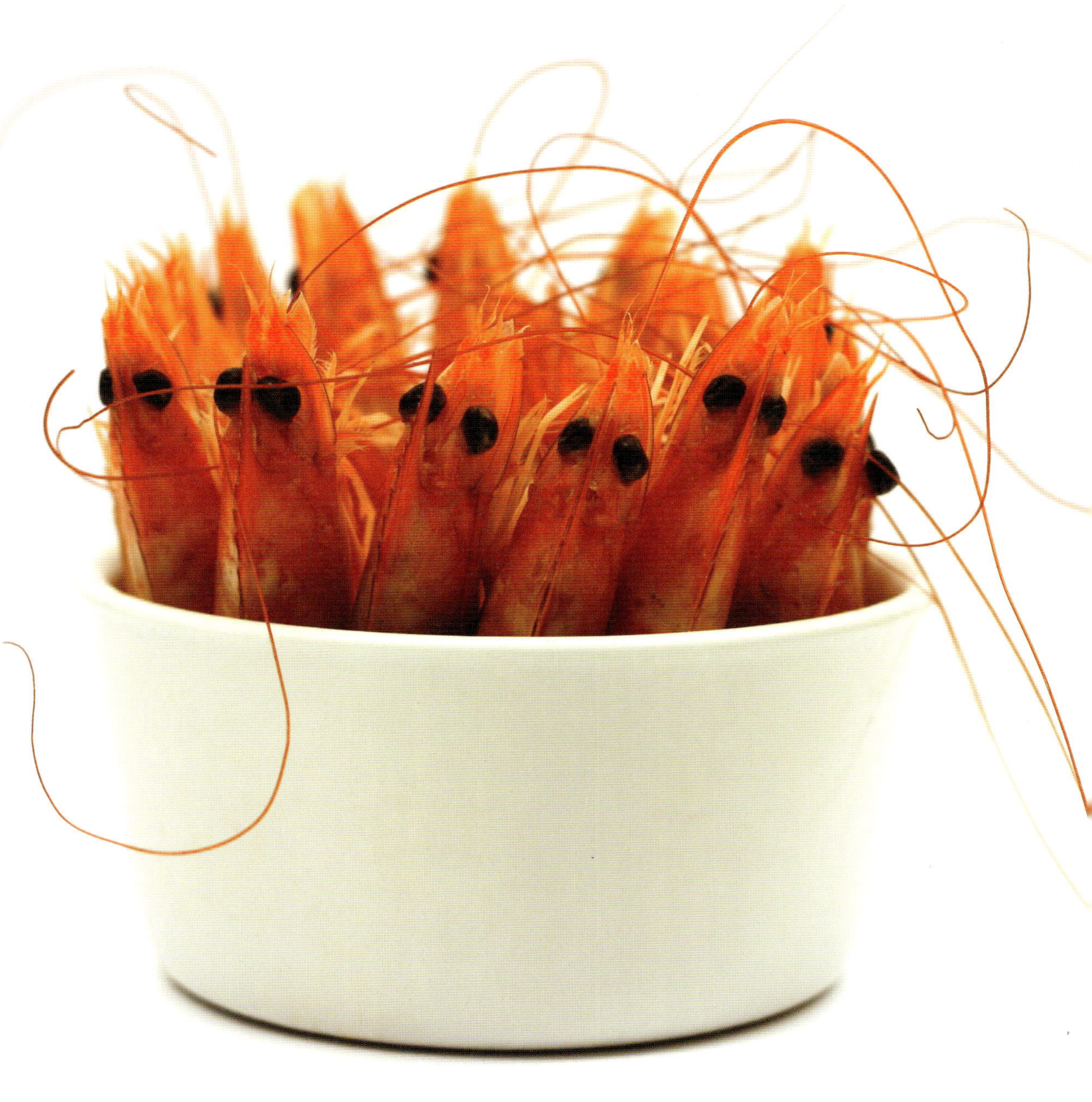

3. 마른새우볶음

재료

1 건새우 15g, 마늘쫑 10g
2 마늘 2톨, 진간장 1/2작은술, 올리고당 2g, 참기름 2.5g, 청주 1/2작은술, 통깨 조금

만드는 법

1 건새우는 손질하여 준비하고, 마늘쫑은 2~3cm로 자른다.
2 팬에 편 썬 마늘을 볶다가 건새우, 마늘쫑을 넣고 볶으면서 진간장, 올리고당, 청주를 넣어 볶는다.
3 참기름을 넣어 마무리를 하고 통깨를 뿌려 완성한다.

4. 브로콜리 더덕초회

재료

1 브로콜리 20g, 더덕 15g, 레몬 즙 1/2작은술, 올리고당 1g, 올리브유 1방울, 소금 약간
2 초고추장 : 고추장 1/4작은술, 사과 즙 1/4작은술, 식초 1/4작은술, 올리고당 1g

만드는 법

1 브로콜리는 끓는 물에 소금과 올리브유를 넣어 데친다.
2 더덕은 4등분해서 브로콜리 길이로 자른 후 레몬 즙, 올리고당에 재워둔다(쓴맛 제거).
3 브로콜리와 더덕을 그릇에 보기 좋게 담고 초고추장을 곁들여 완성한다.

5. 잡곡밥 210g 깻잎김치 15g

영양분석표	열량 (kcal)	탄수화물 (g)	단백질 (g)	지방 (g)	콜레스테롤 (mg)	나트륨 (mg)	칼륨 (mg)	칼슘 (mg)	인 (mg)	철분 (mg)
잡곡밥	203.0	42.0	4.2	1.8	0.0	7.0	111.5	7.4	149.0	1.0
김치콩나물국	30.0	2.0	2.0	1.4	0.0	280.0	164.4	27.1	44.9	0.2
낙지불고기	125.0	10.0	14.0	3.3	9.0	230.0	223.6	16.6	104.4	0.7
마른새우볶음	35.0	3.5	4.5	0.3	3.5	92.5	67.8	283.8	74.0	0.9
브로콜리더덕초회	21.0	3.5	1.1	0.4	0.0	49.0	36.5	8.9	22.3	0.2
깻잎김치	6.0	0.9	0.3	0.1	0.0	52.5	35.6	11.1	7.5	0.1
합계	420.0	61.9	26.1	7.3	12.5	711.0	639.4	354.9	402.2	3.0

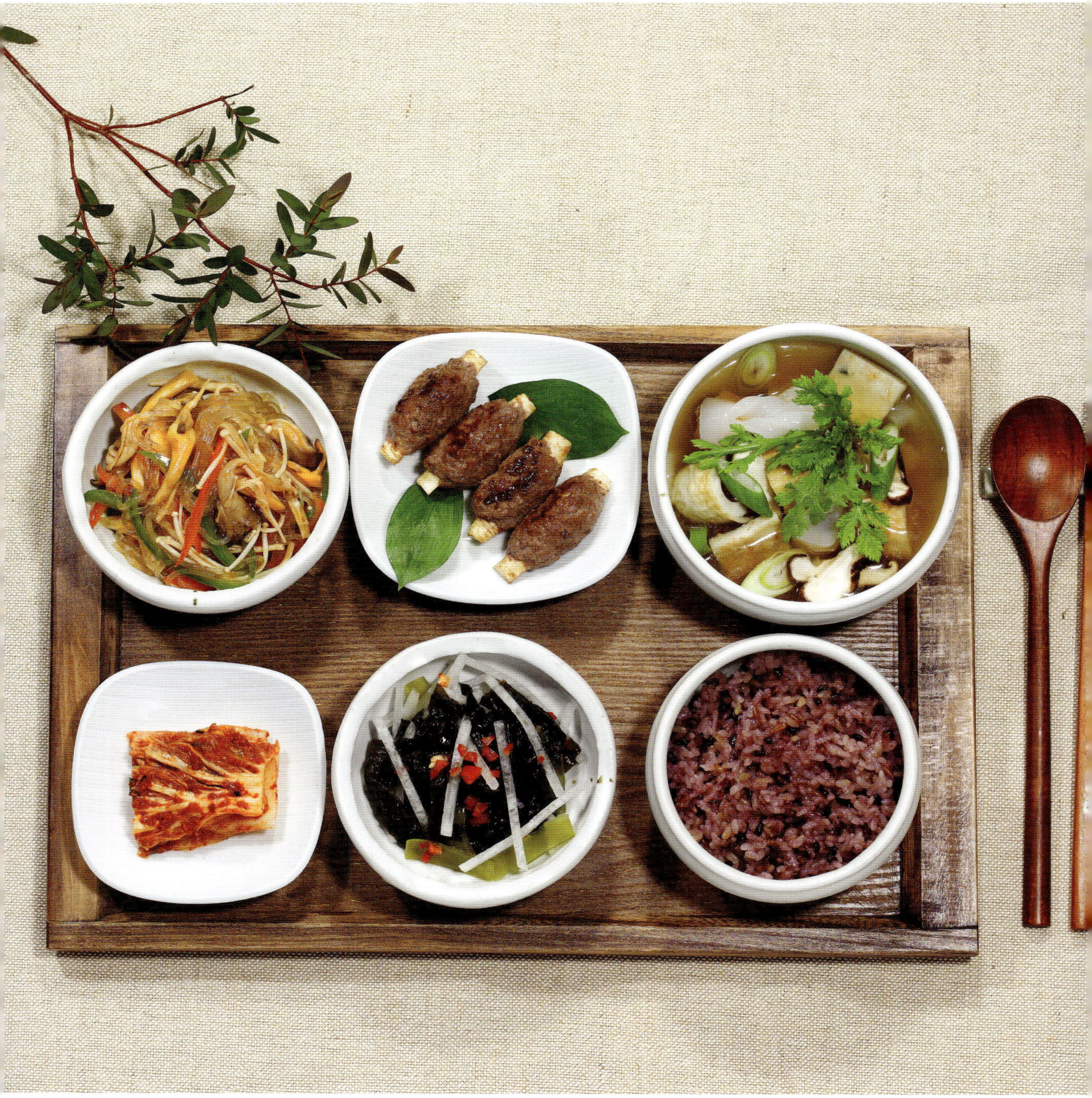

둘째 날 점심

1. 어묵탕

재료

1. 어묵 25g, 무 20g, 쑥갓 1줄기, 표고 0.5개, 곤약 10g, 야채간장 1작은술, 소금 1.2g, 대파 5g, 마늘 2톨, 파뿌리 1/2개
2. 육수: 다시마(5X5cm) 1장, 물 2.5컵, 가쓰오부시 1g

만드는 법

1. 육수 내는법(Cook Tip)을 참고하여 다시마 국물을 준비한다. 다시마 국물을 냄비에 넣고 끓으면 가쓰오부시를 넣고 불을 끊다.
2. 가쓰오부시가 가라앉으면 육수를 걸러 놓는다.
3. 무는 모서리를 다듬어 주고, 곤약은 칼집을 내서 매작과 모양으로 만들어 놓는다. 어묵도 먹기 좋은 크기로 썬다.
4. 끓는 물에 무와 곤약, 어묵을 살짝 데친다.
5. 만들어 놓은 육수에 야채간장, 소금을 넣고 끓으면 어묵, 표고, 곤약, 무를 넣고 다시 끓여준 다음 그릇에 담고 파, 쑥갓을 위에 띄워 완성한다.

Cook Tip 다시마 국물

1. 다시마 1장(15g), 물 1.8L
2. 다시마는 적당한 크기로 잘라 지저분한 것을 제거 한 뒤 냄비에 물을 담고 다시마를 넣어 두었다가 약 불에 올려 오랫동안 서서히 끓인다.
3. 국물이 끓기 시작하면 잠시 후에 건져낸다.

2. 수삼떡갈비

재료

1. 수삼 40g, 쇠고기 60g
2. 참기름 1g, 깨소금 1g, 대파·마늘 1g, 야채간장 1/2작은술, 소금 0.3g, 올리고당 1g, 식용유 1g, 후추 약간

만드는 법

1. 수삼은 껍질을 벗겨 3~4cm로 잘라 데쳐준다.
2. 쇠고기를 잘게 다져 놓은 후 다진 파, 다진 마늘, 후추, 야채간장, 소금, 올리고당, 깨소금, 참기름을 넣고 주물러 준다.
3. 반죽한 고기를 수삼에 붙여 준다.
4. 팬에 식용유를 두르고 서서히 구워 완성한다.

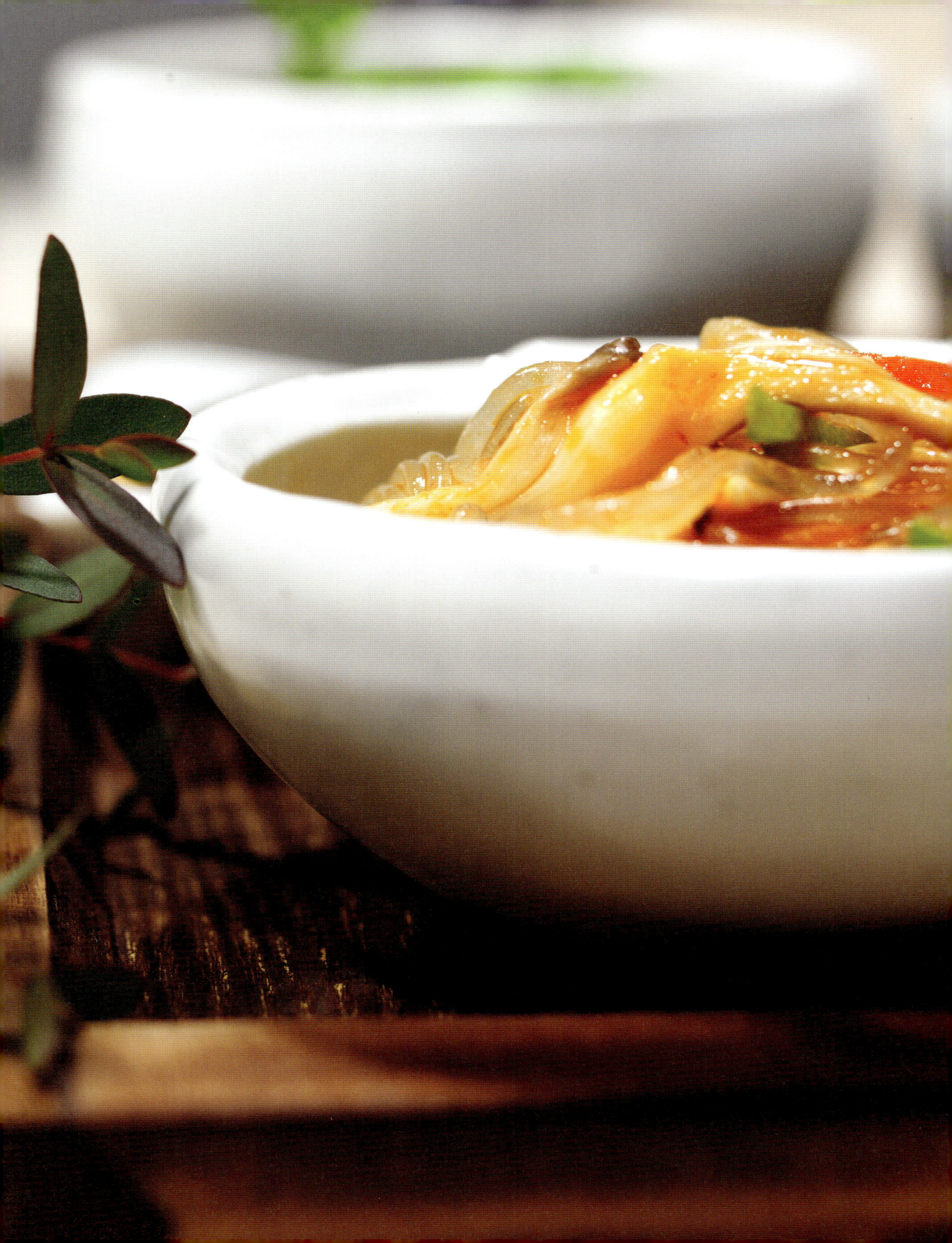

3. 버섯잡채

재료

1 당면 30g, 버섯(느타리+팽이+새송이) 25g, 청·홍피망 5g
2 고추기름 1g, 마늘 1/2톨, 참기름 1g, 야채간장 1/2작은술, 소금 0.2g

만드는 법

1 당면은 불려 삶아 먹기 좋게 썬다.
2 버섯과 피망은 채를 썰고, 마늘은 다진다.
3 달군 팬에 고추기름으로 느타리, 새송이를 볶다가 당면, 피망, 팽이를 넣고 다진 마늘과 야채간장, 소금, 참기름을 넣어 볶아 완성한다.

4. 생미역무침

재료

1 생미역 35g, 무 20g, 홍고추 5g
2 레몬 즙 1/2작은술, 올리고당 2g, 식초 2/3작은술

만드는 법

1 생미역 3~4cm로 잘라준다.
2 무는 채 썰어 주고 홍고추는 다져준다.
3 레몬 즙, 올리고당, 식초를 섞어 생미역, 무, 홍고추에 버무려 완성한다.

5. 잡곡밥 210g 배추김치 30g

영양분석표	열량 (kcal)	탄수화물 (g)	단백질 (g)	지방 (g)	콜레스테롤 (mg)	나트륨 (mg)	칼륨 (mg)	칼슘 (mg)	인 (mg)	철분 (mg)
잡곡밥	304.5	63.0	6.3	2.7	0.0	10.5	167.3	11.1	223.5	1.4
어묵탕	70.0	6.0	6.0	2.6	0.0	230.0	171.5	37.6	47.0	0.0
수삼떡갈비	185.0	9.0	17.0	9.0	8.0	150.0	276.9	9.9	164.9	1.2
버섯잡채	144.7	17.4	6.4	4.6	13.2	603.5	172.8	83.3	15.6	1.4
생미역무침	42.0	7.8	1.2	0.8	0.0	150.0	47.4	35.8	27.5	0.2
배추김치	12.0	2.4	0.6	0.0	0.0	81.0	66.7	9.1	12.7	0.2
합계	758.2	105.6	37.5	19.7	21.2	1225.0	902.5	186.9	491.3	4.4

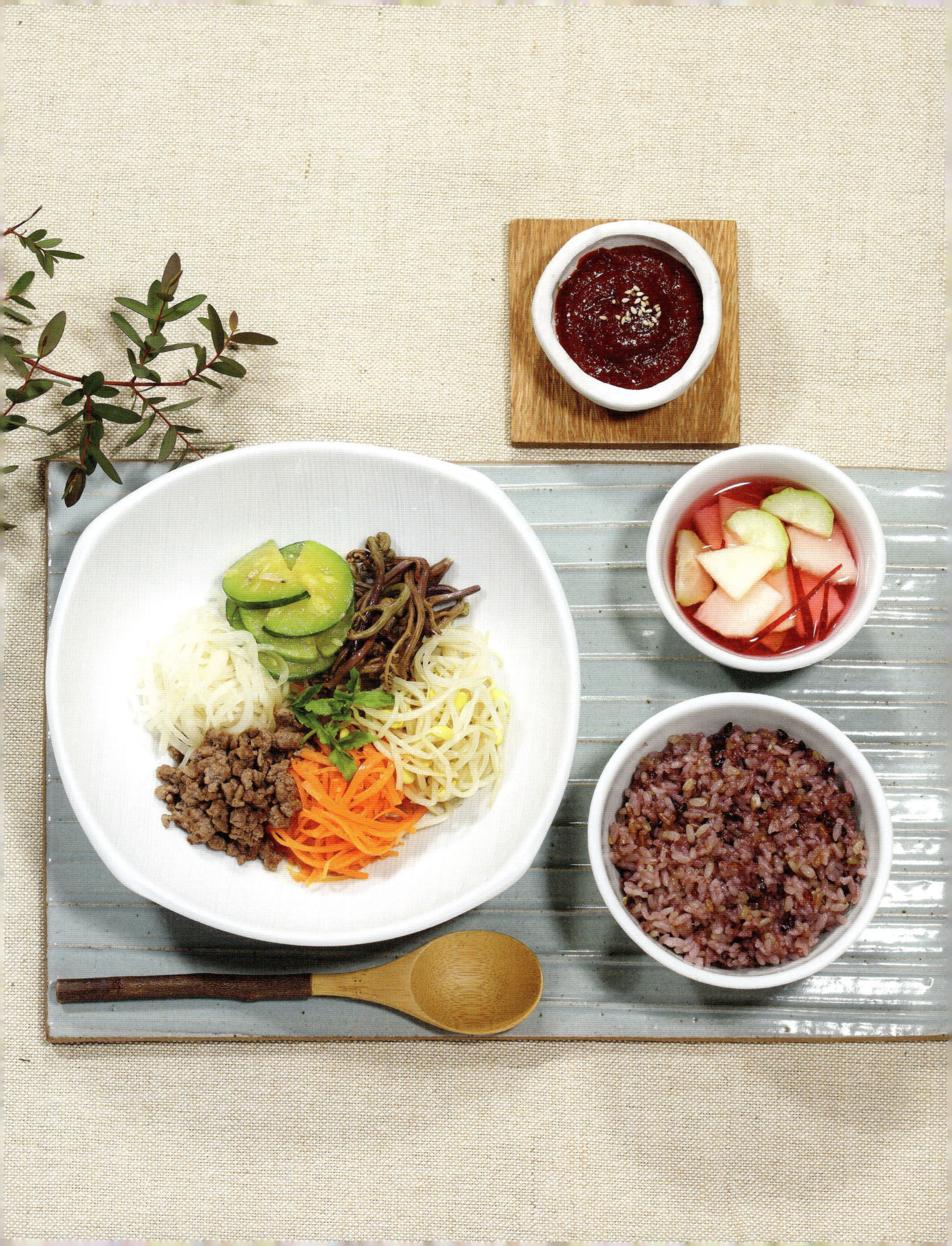

둘째 날 저녁

1. 숙채비빔밥

재료

1 고사리 30g, 애호박 30g, 당근30g, 무 30g, 콩나물 30g
2 다진 쇠고기 30g, 다진 마늘 3g, 참기름 3g, 깨소금 2g, 고추장 5g, 소금 0.5g, 새우젓 0.5g

만드는 법

1 고사리, 콩나물은 데친 후 참기름, 깨소금, 다진 마늘을 넣고 무친다.
2 무, 당근은 채로 애호박은 반달 크기로 썰고 새우젓으로 간하여 볶아낸다.
3 약고추장은 다진 쇠고기(15g)에 고추장을 넣고 참기름을 두른 팬에 볶아낸다.
4 남은 다진 쇠고기(15g)는 팬에 참기름을 두르고 볶아 고명으로 사용한다.
5 조리 된 음식을 비빔밥 그릇에 보기 좋게 담아내고 약고추장을 종지에 담아 함께 낸다.

2. 오미자물김치

재료

1 배 1개, 사과 1개, 가시오이 1개, 오미자 원액, 물, 올리고당, 식초, 레몬과즙, 비트 적당량

만드는 법

1 배, 사과, 가시오이는 사각썰기하고 비트는 채썬다.
2 물에 오미자즙, 올리고당, 식초, 레몬과즙을 넣고 1 을 넣고 완성한다.

3. 잡곡밥 140g

영양분석표	열량 (kcal)	탄수화물 (g)	단백질 (g)	지방 (g)	콜레스테롤 (mg)	나트륨 (mg)	칼륨 (mg)	칼슘 (mg)	인 (mg)	철분 (mg)
잡곡밥	203.0	42.0	4.2	1.8	0.0	7.0	111.5	7.4	149.0	1.0
숙채비빔밥	234.0	32.4	10.8	7.2	0.0	828.0	597.6	144.0	226.8	1.1
오미자물김치	15.0	2.5	0.0	0.5	0.0	0.0	0.3	1.3	1.1	0.0
합계	452.0	76.9	15.0	9.5	0.0	835.0	709.4	152.7	376.9	2.0

힐링레시피

당뇨병 상식 2

당뇨병의 진단기준

다음 중 한 항목에 해당하면 당뇨병으로 진단할 수 있습니다(대한당뇨병학회 진료지침 2011).

① 공복 혈장 혈당 ≥ 126 mg/dL
   (이 기준은 명백한 고혈당이 아니라면 다른 날에 검사를 반복하여 확인)
② 당뇨병의 전형적인 증상(다뇨, 다음, 설명되지 않는 체중감소)과
   임의 혈장 혈당 ≥ 200 mg/dL
③ 75g 경구당부하검사 후 2시간 혈장 혈당 ≥ 200 mg/dL
④ 당화혈색소 ≥ 6.5 %

당뇨병의 올바른 관리요령

치료 목표			
혈당	공복 혈당	70~130 mg/dL	환자 상태에 따라 목표치는 개별화하여 조절해야 합니다.
	식후 2시간 혈당	〈 180 mg/dL	
	취침 전 혈당	100~140 mg/dL	
	당화혈색소	〈 6.5%	
혈압		≤ 130/80 mmHg	
지질	중성지방	〈 150 mg/dL 미만	
	저밀도 콜레스테롤	〈 100 mg/dL	
	고밀도 콜레스테롤	〉 40 mg/dL (남)	
		〉 50 mg/dL (여)	

※ 참고자료 : 당뇨병 진료지침 2011 제 4판

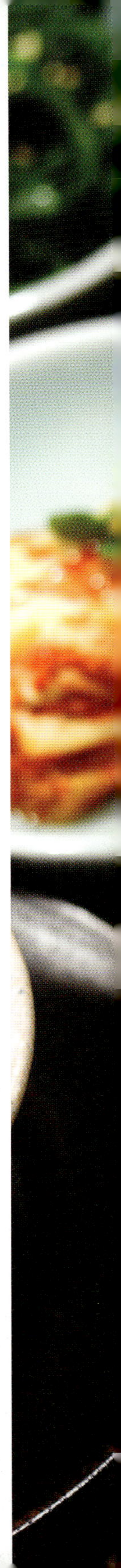

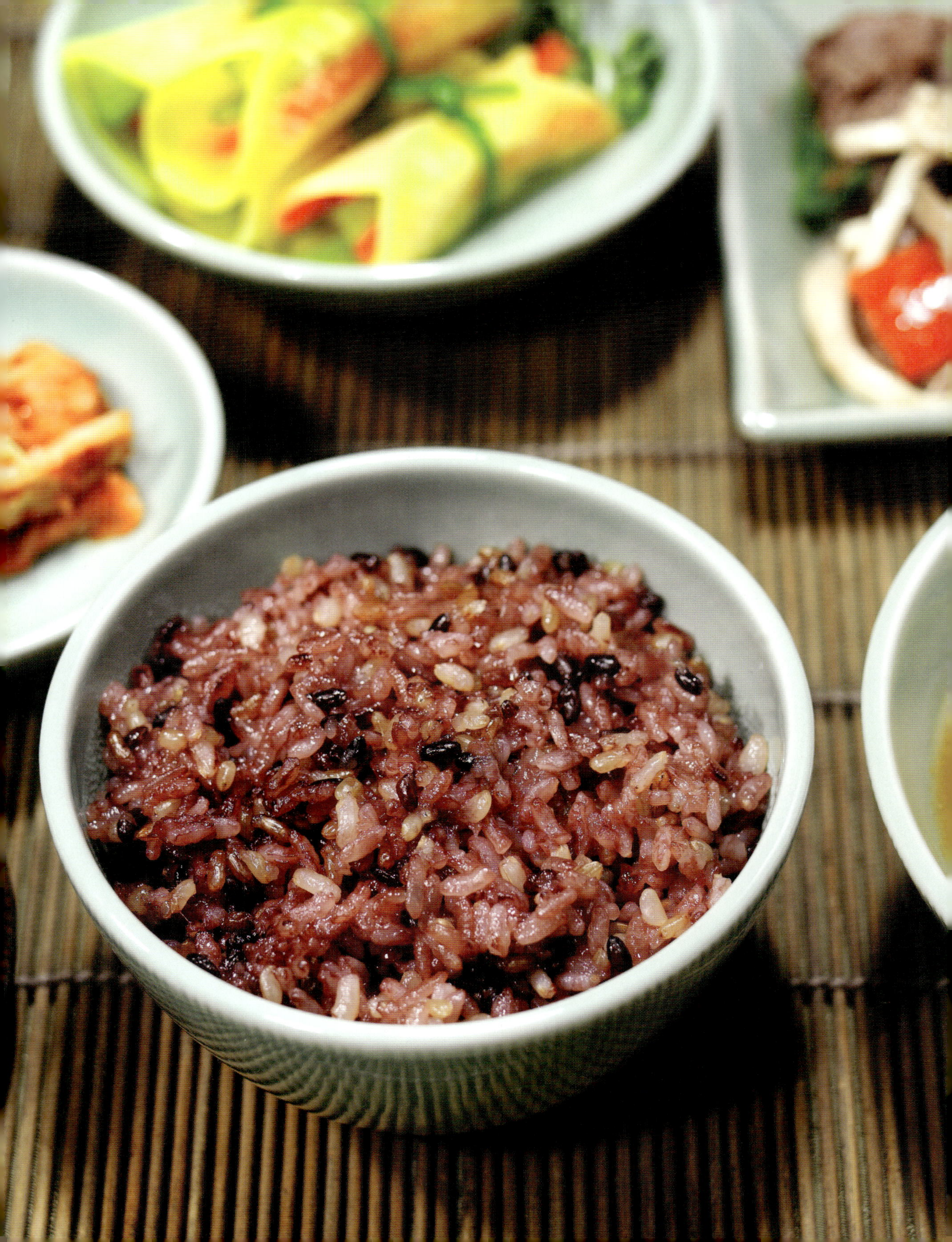

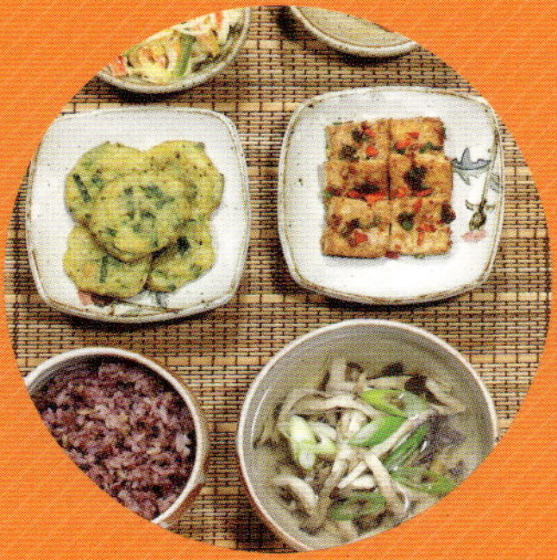
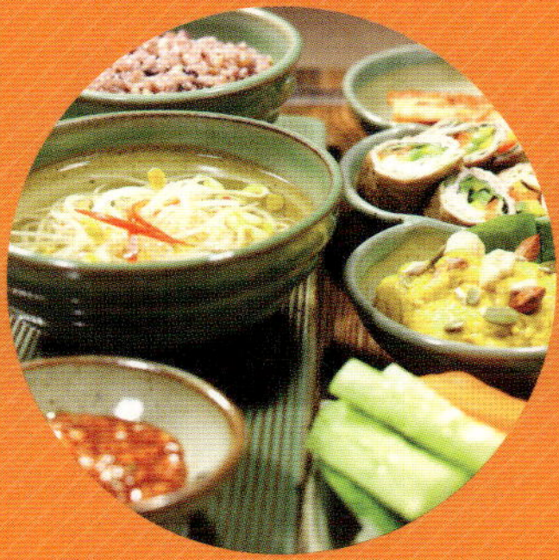
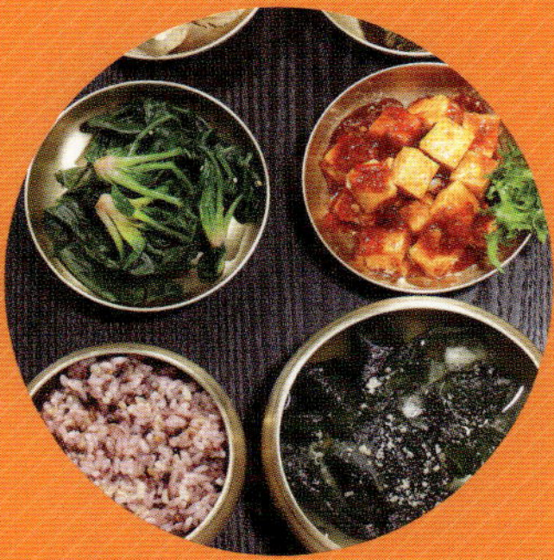

Healing Recipe

"Diabetes Mellitus"

힐링레시피
당뇨병편

셋째 날

아침*

느타리버섯국
두부조림
조갯살전
게맛살겨자채무침
잡곡밥·배추김치

점심*

콩나물맑은국
돈육야채말이구이
견과류단호박샐러드
쌈과 채소스틱
잡곡밥·배추김치

저녁*

들깨미역국
어선
마파두부
시금치무침
잡곡밥·깻잎김치

하루 섭취량	열량 (kcal)	탄수화물 (g)	단백질 (g)	지방 (g)	콜레스테롤 (mg)	나트륨 (mg)	칼륨 (mg)	칼슘 (mg)	인 (mg)	철분 (mg)
아 침	529.9	94.1	21.5	7.7	5.7	1976.1	616.5	286.5	392.9	3.8
점 심	581.6	88.1	37.4	9.2	3.8	372.6	866.9	98.5	534.6	3.4
저 녁	460.1	70.6	20.8	9.0	20.8	757.1	440.9	138.8	455.9	4.0
합 계	1571.5	252.8	79.6	25.9	30.3	3105.8	1924.2	523.9	1383.4	11.1

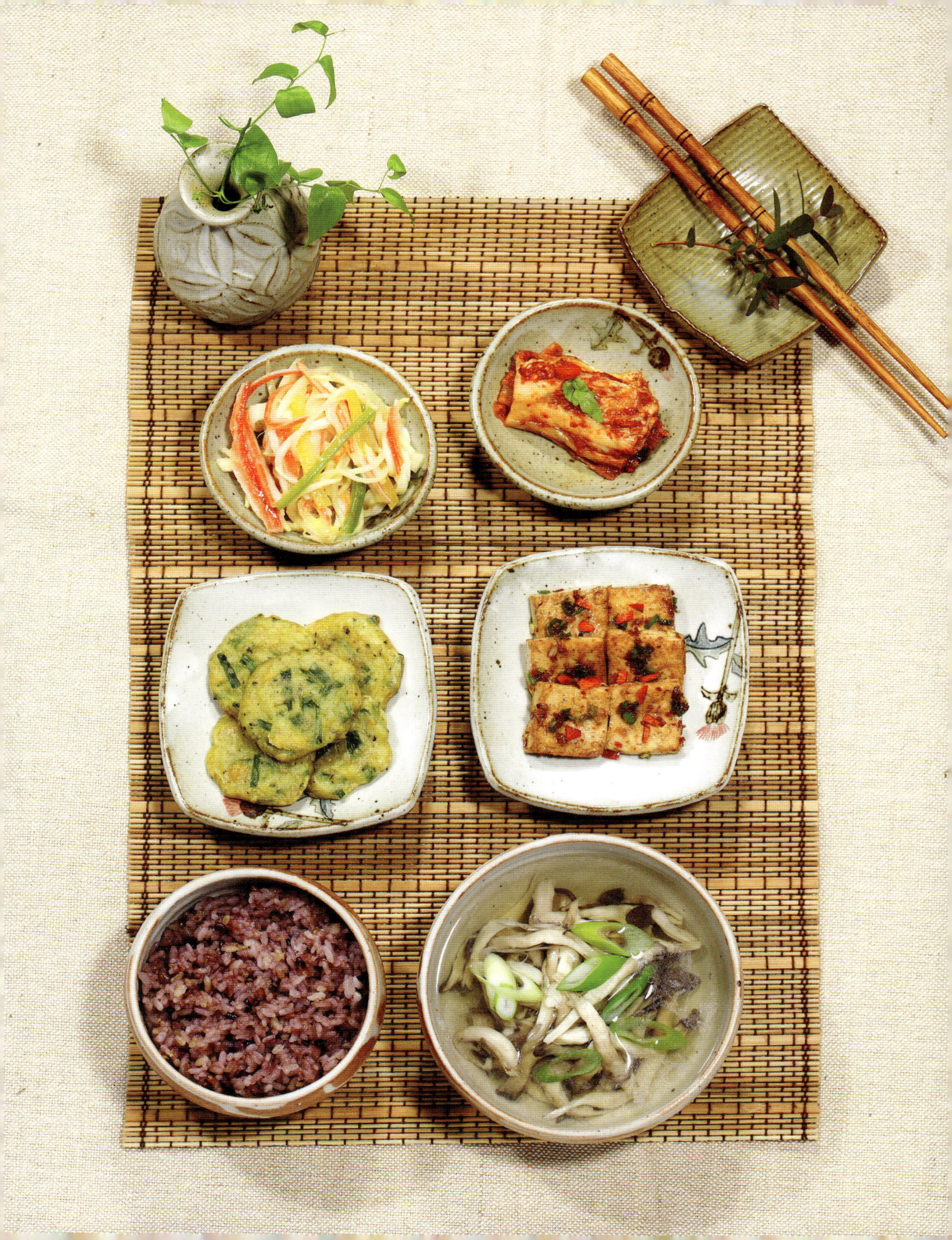

셋째 날 아침

1. 느타리버섯국

재료

1. 느타리버섯 25g, 마늘 1/2톨, 대파 5g, 야채간장 1/2작은술, 소금 1g
2. 육수 : 다시마 한 장, 표고 한 장, 물 2컵

만드는 법

1. 육수 내는 법(Cook Tip)을 참고하여 다시마 표고 국물을 준비한다.
2. 느타리는 먹기 좋은 크기로 찢어준다. 대파는 어슷 썰고 마늘은 다져준다.
3. 다시마 표고 국물에 야채간장, 소금을 넣고 끓으면 느타리버섯, 대파, 다진 마늘을 넣어서 한소끔 끓인 뒤 완성한다.

Cook Tip 다시마 표고 국물

1. 다시마(10X10cm) 2장, 건 표고 8개, 물 2L
2. 다시마는 표면에 묻은 흰 가루를 마른 행주로 닦는다.
3. 재료 넣고 끓이다가 끓기 시작하면 다시마는 건지고 표고버섯은 10분 정도 더 끓여 낸다.
4. 그리고 거즈에 걸러 국물만 사용한다.

2. 두부조림

재료

1. 두부 70g, 소금 0.3g, 식용유 1g
2. 청양고추 3g, 다진 대파 2g, 다진 마늘 2g, 고춧가루 1g, 다시마 국물 1/2컵, 야채간장 1작은술, 참기름 1g

만드는 법

1. 두부는 2.5X3.5X0.5cm로 썰어 소금을 뿌려 놓는다.
2. 육수 내는 법(Cook Tip)을 참고하여 다시마 국물을 준비한다.
3. 소금 뿌린 두부에 물기를 제거 후 팬에 기름을 두르고 노릇하게 지져 낸다.
4. 다진 청양고추, 다진 파, 다진 마늘, 고춧가루, 야채간장, 참기름으로 양념을 만들어 놓는다.
5. 지져 놓은 두부를 냄비에 놓고, 만들어 놓은 양념장을 올려놓고 다시마 국물을 넣는다.
6. 양념장을 끼얹어 주면서 조려 완성한다.

Cook Tip 다시마 국물

1. 다시마 1장(15g), 물 1.8L
2. 다시마는 적당한 크기로 잘라 지저분한 것을 제거 한 뒤 냄비에 물을 담고 다시마를 넣어 두었다가 약 불에 올려 오랫동안 서서히 끓인다.
3. 국물이 끓기 시작하면 잠시 후에 건져낸다.

3. 조갯살전

재료

1 조갯살 20g, 부추 5g, 밀가루 5g, 소금 0.2g

만드는 법

1 조갯살은 깨끗이 손질하여 데친 후 다진다.
2 부추는 깨끗이 씻어 3cm 길이로 썬다.
3 밀가루, 물, 소금을 넣고 반죽한 후 조갯살, 부추를 넣고 섞어 준 후 후라이팬에 구워 완성한다.

4. 게맛살 겨자채무침

재료

1 게맛살 25g, 콩나물 20g, 양파 20g, 청·홍피망 2g
2 배즙 겨자소스 : 배 즙 1/2작은술, 식초 2/3작은술, 발효겨자 1작은술, 레몬 즙 1/2작은술, 올리고당 3g 소금 0.5g, 검은깨 약간

만드는 법

1 게맛살은 먹기 좋게 찢어 준다.
2 콩나물은 머리, 발 떼고 데쳐 물기를 제거해준다.
3 콩나물 데치는 냄비에 겨자를 발효시켜 준다.
4 양파는 채 썰어 찬 물에 담궈 매운맛을 제거한 후 물기를 제거해 준다.
5 피망은 채를 썬다.
6 분량의 배즙 겨자소스를 만들어 준다.
7 양파, 콩나물, 게맛살, 피망에 배즙 겨자소스를 넣고 버무려 준다.
8 그릇에 담은 후 검은 깨를 살짝 뿌려 완성한다.

5. 잡곡밥 210g 배추김치 30g

영양분석표	열량 (kcal)	탄수화물 (g)	단백질 (g)	지방 (g)	콜레스테롤 (mg)	나트륨 (mg)	칼륨 (mg)	칼슘 (mg)	인 (mg)	철분 (mg)
잡곡밥	304.5	63.0	6.3	2.7	0.0	10.5	167.3	11.1	223.5	1.4
느타리버섯국	19.4	3.2	2.2	0.2	0.0	1529.6	189.2	69.4	13.8	0.8
조갯살전	30.0	5.4	1.5	0.4	5.7	42.0	48.8	9.2	23.3	0.5
게맛살겨자채무침	56.0	10.5	2.1	0.6	0.0	217.0	47.5	56.2	26.9	0.1
두부조림	108.0	9.6	8.8	3.8	0.0	96.0	97.1	131.5	92.5	0.8
배추김치	12.0	2.4	0.6	0.0	0.0	81.0	66.7	9.1	12.7	0.2
합계	529.9	94.1	21.5	7.7	5.7	1976.1	616.5	286.5	392.9	3.8

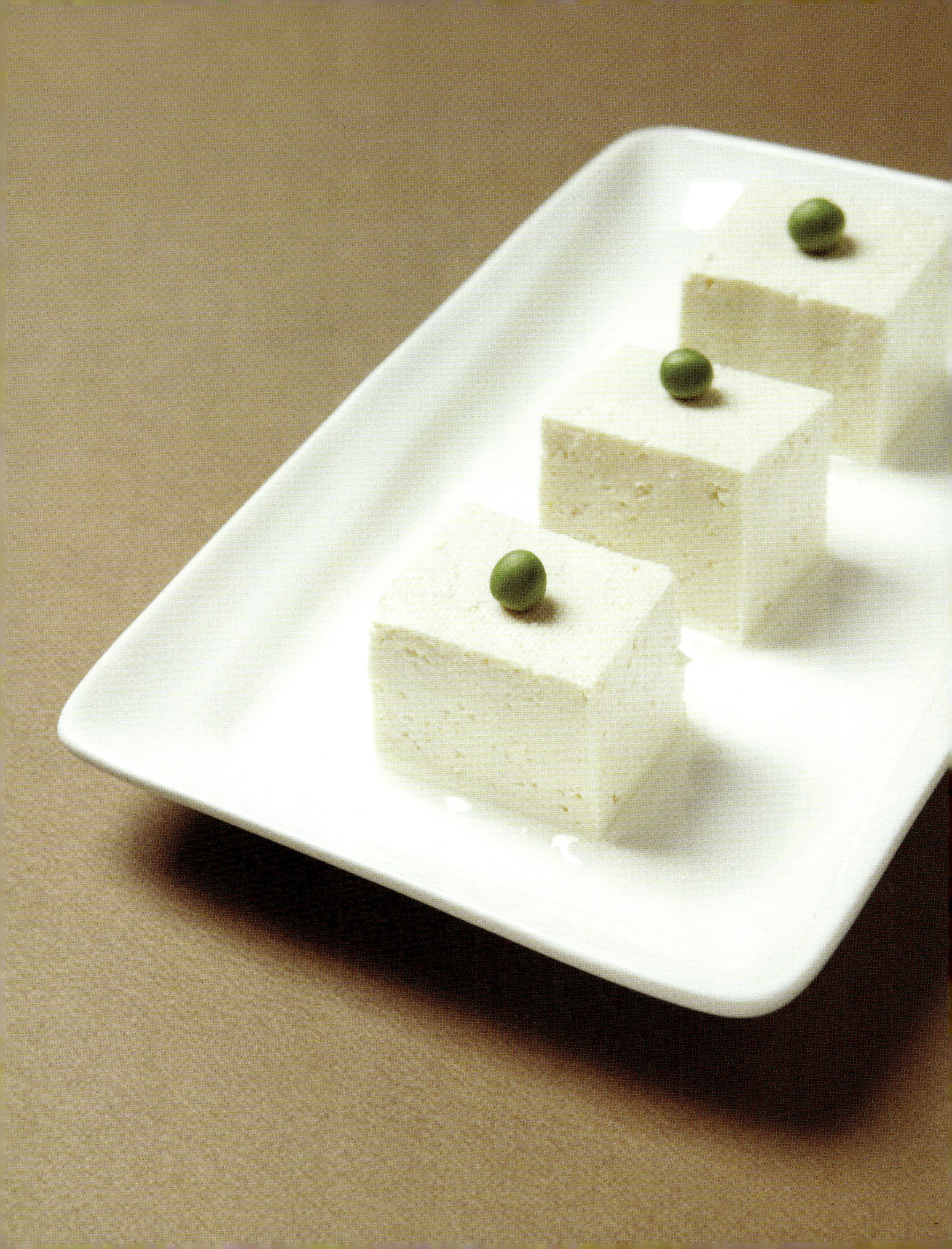

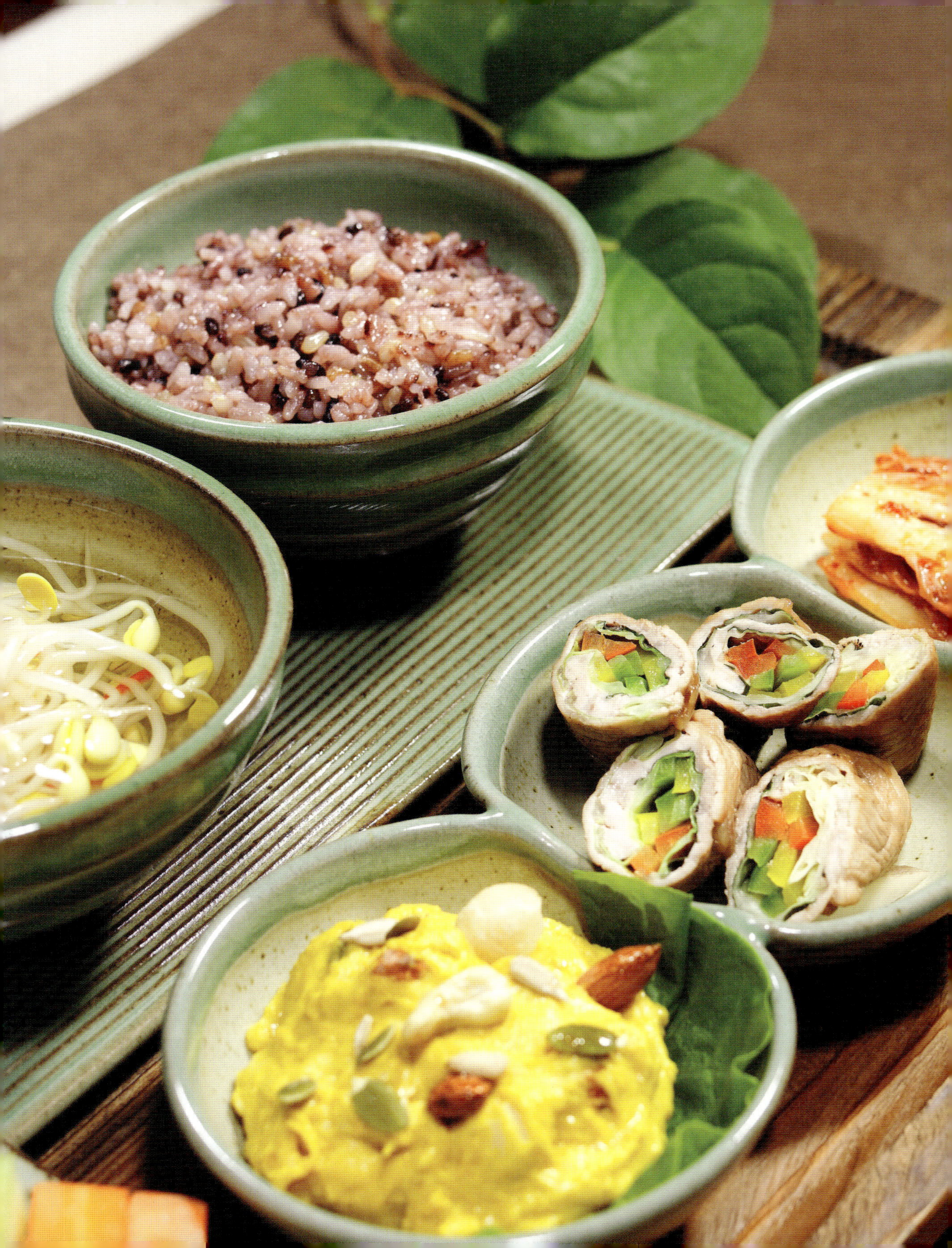

셋째 날 점심

1. 콩나물맑은국

재료

1. 콩나물 35g, 새우젓국물 3g, 홍고추 약간
2. 육수 : 다시마(5X5cm) 1장, 멸치 3마리, 파뿌리 1개, 마늘 1톨, 무 10g, 물 2컵, 대파 1g

만드는 법

1. 육수내는 법(Cook Tip)을 참고하여 진한 멸치 다시마 육수를 준비한다.
2. 진한 멸치 다시마 육수에 꼬리를 제거한 콩나물, 채 썬 홍고추를 함께 넣고 두껑을 덮어 끓인 뒤 새우젓국으로 간하여 완성한다.

Cook Tip 진한 멸치 다시마 육수

1. 멸치 1컵, 무 4cm 1토막, 파뿌리 1개, 마늘 3톨, 다시마(10X10cm) 1장, 물 1L
2. 멸치는 머리, 내장 제거 하고 마른 팬에 살짝 볶아 수분을 날려준다.
3. 냄비에 분량의 재료를 넣고 끓으면 다시마는 건져내고, 10분정도 더 끓여 거즈에 걸러 맑은 국물만 사용한다.

2. 돈육야채말이 구이

재료

1. 돼지고기 80g, 깻잎 3장, 청·홍피망 25g, 양배추 20g
2. 야채간장 2작은술, 소금 0.5g, 다시마 국물 1/2컵, 마늘 10g, 생강 3g, 올리고당 1g, 청주 1작은술, 후추

만드는 법

1. 돼지고기를 얇게 포 떠서 후추, 청주에 재운다.
2. 재운 돼지고기 위에 깻잎 반 잘라 놓고 위에 채 썬 피망, 양배추를 넣고 말아 이쑤시개로 꽂아 팬에 굽는다.
3. 냄비에 구운 고기를 넣고 야채간장, 다시마 국물, 마늘, 편 썬 생강, 소금, 올리고당을 넣고 조려 완성한다.

Cook Tip 다시마 국물

1. 다시마 1장(15g), 물 1.8L
2. 다시마는 적당한 크기로 잘라 지저분한 것을 제거 한 뒤 냄비에 물을 담고 다시마를 넣어 두었다가 약 불에 올려 오랫동안 서서히 끓인다.
3. 국물이 끓기 시작하면 잠시 후에 건져낸다.

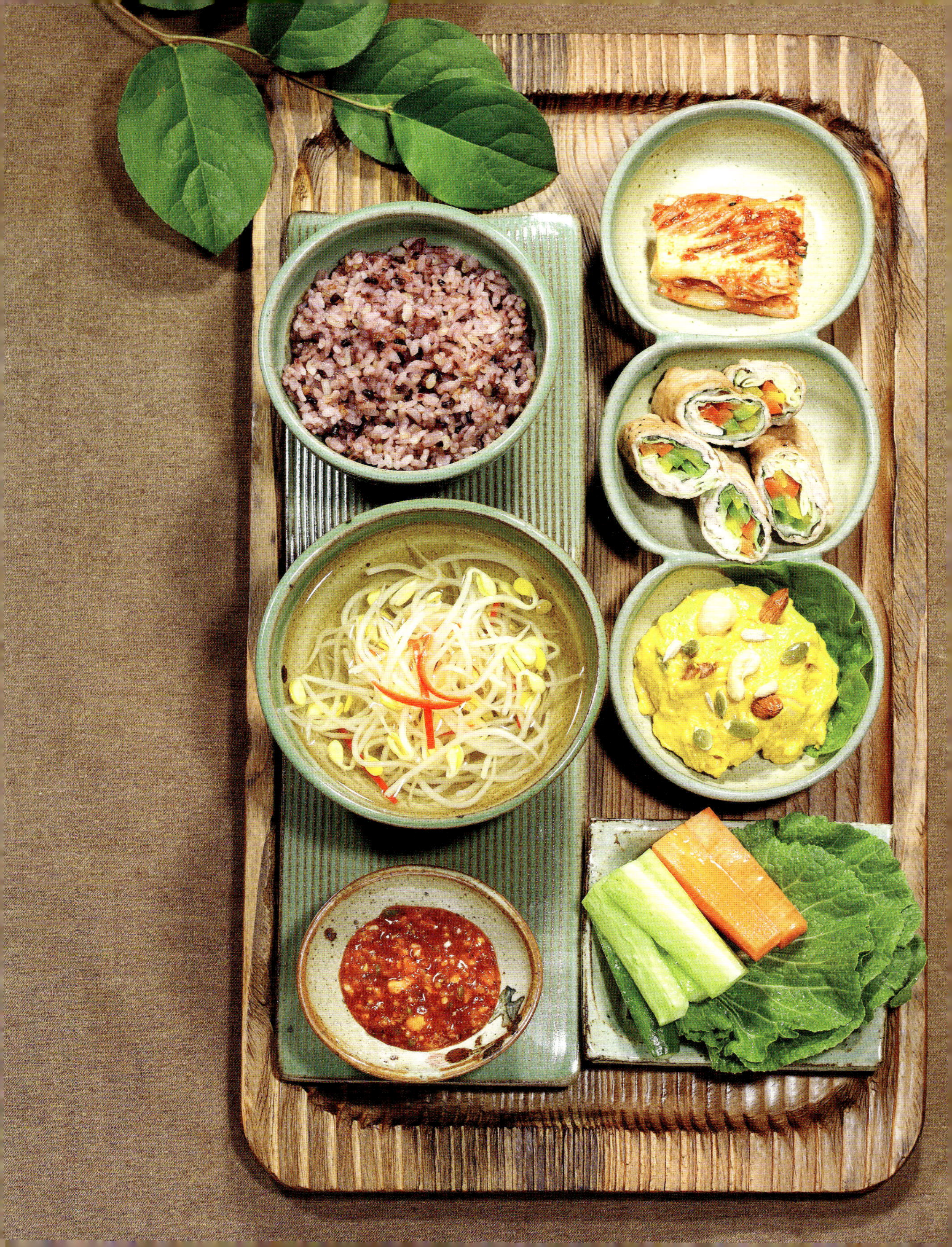

3. 견과류 단호박샐러드

재료

1. 단호박 20g, 호두 4g, 땅콩 4g, 소금 0.2g

만드는 법

1. 단호박은 쪄서 으깨고 호두, 땅콩은 다져준다.
2. 으깬 단호박에 다진 호두, 땅콩을 넣고 잘 섞어준 뒤 소금으로 간하여 완성한다.

4. 쌈과 채소스틱

재료

1. 상추 35g, 당근 15g, 오이 20g
2. 쌈장 : 된장 1/2작은술, 올리고당 1g, 다진 마늘 1/4작은술, 다진 대파 1/4작은술, 풋고추 다진 것 1/4작은술, 고춧가루 1/3작은술, 다시마 국물 약간

만드는 법

1. 상추, 당근, 오이는 깨끗이 다듬어 씻어준다.
2. 당근과 오이는 길죽한 스틱모양으로 썰어준다.
3. 재료 2를 골고루 섞어 쌈장을 만들어 상추, 당근, 오이와 함께 낸다.

Cook Tip 다시마 국물

1. 다시마 1장(15g), 물 1.8L
2. 다시마는 적당한 크기로 잘라 지저분한 것을 제거 한 뒤 냄비에 물을 담고 다시마를 넣어 두었다가 약 불에 올려 오랫동안 서서히 끓인다.
3. 국물이 끓기 시작하면 잠시 후에 건져낸다.

5. 잡곡밥 210g 배추김치 30g

영양분석표	열량 (kcal)	탄수화물 (g)	단백질 (g)	지방 (g)	콜레스테롤 (mg)	나트륨 (mg)	칼륨 (mg)	칼슘 (mg)	인 (mg)	철분 (mg)
잡곡밥	304.5	63.0	6.3	2.7	0.0	10.5	167.3	11.1	223.5	1.4
콩나물맑은국	20.0	4.0	1.8	0.0	0.0	90.0	17.9	21.9	29.2	0.3
돈육야채말이구이	175.0	8.8	26.3	4.0	3.8	125.0	359.0	26.3	218.5	0.6
견과류단호박샐러드	46.5	6.6	1.5	1.5	0.0	4.5	100.4	6.0	27.6	0.2
쌈과 채소스틱	23.6	3.4	0.9	1.0	0.0	61.6	155.6	24.2	23.0	0.7
배추김치	12.0	2.4	0.6	0.0	0.0	81.0	66.7	9.1	12.7	0.2
합계	581.6	88.1	37.4	9.2	3.8	372.6	866.9	98.5	534.6	3.4

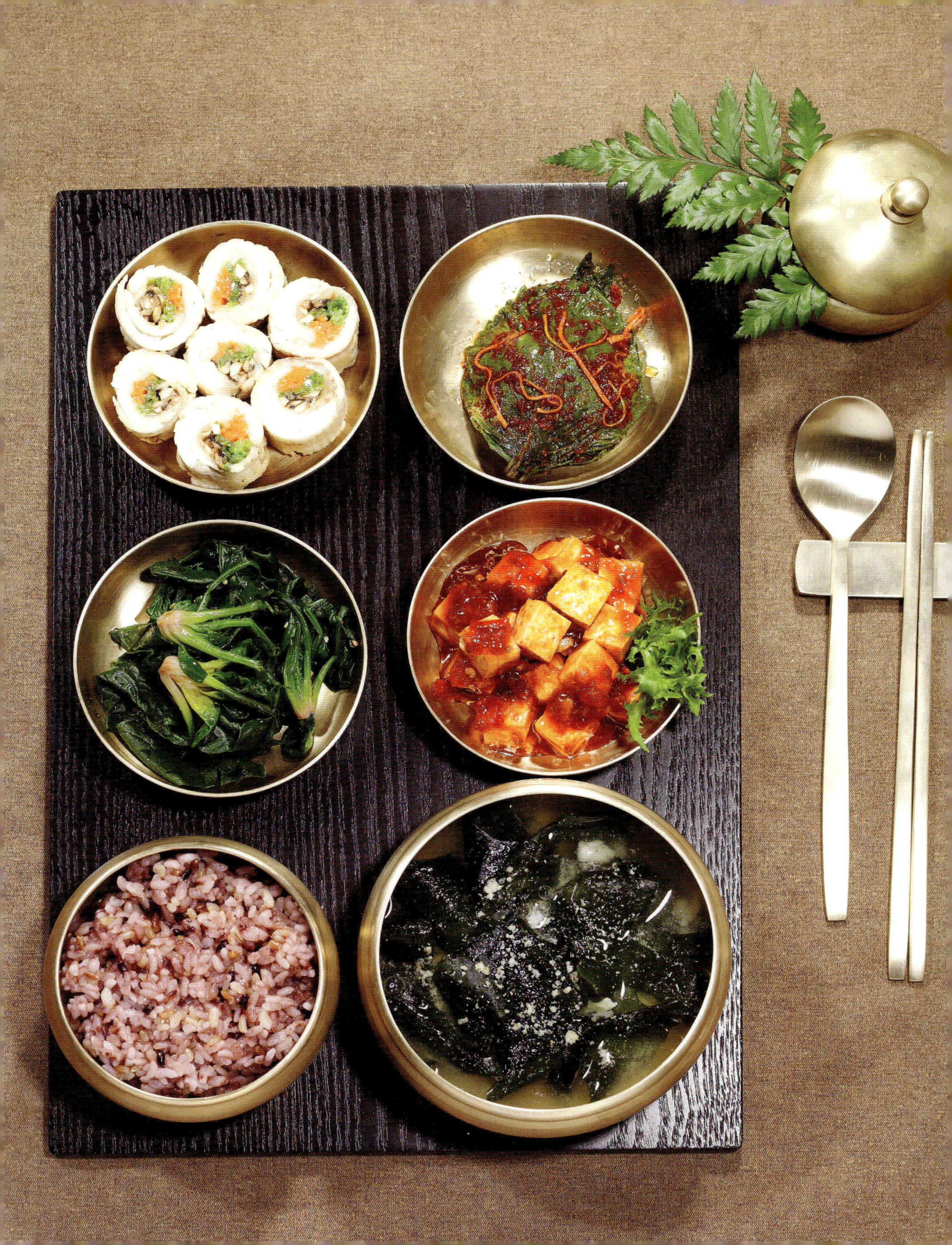

셋째 날 저녁

1. 들깨미역국

재료

1. 불린 미역 35g, 굴 소스 1/2작은술, 소금 0.5g, 들깨가루 2g
2. 육수 : 다시마(5x5cm) 1장, 건 표고 1장, 물 2컵

만드는 법

1. 육수 내는 법(Cook Tip)을 참고하여 다시마 표고 국물을 준비한다.
2. 불린 미역은 4~5cm로 잘라 냄비에 굴소스와 함께 볶는다.
3. 볶은 미역에 다시마 표고 국물을 넣어 들깨가루, 소금을 넣고 은근히 끓여 낸다.

Cook Tip

다시마 표고 국물

1. 다시마(10X10cm) 2장, 건 표고 8개, 물 2L
2. 다시마는 표면에 묻은 흰 가루를 마른 행주로 닦는다.
3. 재료 넣고 끓이다가 끓기 시작하면 다시마는 건지고 표고버섯은 10분 정도 더 끓여 낸다.
4. 그리고 거즈에 걸러 국물만 사용한다.

굴 소스(미역국에 굴 소스는 홍고추를 빼고 만든다.)

1. 굴 1/2컵, 물 1/3컵, 마늘 5톨
2. 마늘은 편 썰고, 굴은 큼직하게 썰어 재료를 냄비에 담아 살짝 끓여 체에 걸러 사용한다.

2. 어선

재료

1. 동태 50g, 오이 10g, 당근 10g, 표고 10g
2. 소금 0.3g, 레몬 1/2개, 청주 1/2작은술, 전분 1g, 후추

만드는 법

1. 동태 살은 얇고 넓게 포 떠서 소금, 후추, 청주로 간 한다.
2. 표고, 당근, 오이 모두 곱게 채 썬다.
3. 팬에 표고, 당근, 오이를 각각 볶아준다.
4. 김발에 물기 제거한 생선살을 놓고 전분 가루를 뿌려 주고, 표고, 당근, 오이를 넣고 말아 찜기에 10분 정도 쪄서 썰어 준다.
5. 레몬은 반 갈라 썰어 깔고 어선을 담아 완성한다.

3. 마파두부

재료

1. 두부 40g, 마늘 1톨, 홍고추 3g, 청양고추 5g, 대파
2. 굴 소스 1작은술, 다시마 국물 1/2컵, 두반장 1작은술, 전분 1.5g

만드는 법

1. 두부는 먹기 좋은 크기로 깍뚝 썰기하여 살짝 데쳐준다.
2. 마늘과 대파는 다지고 홍고추, 청양고추는 어슷 썬다.
3. 다진 대파와 마늘을 팬에 볶다가 다시마 국물, 두반장, 굴 소스, 홍고추를 넣고 끓인다.
4. 끓으면 데친 두부와 물에 푼 녹말을 넣고 청량고추를 넣어 끓여 완성한다.

Cook Tip 다시마 국물

1. 다시마 1장 (15g) 물 1.8L
2. 다시마는 적당한 크기로 잘라 지저분한 것을 제거 한 뒤 냄비에 물을 담고 다시마를 넣어 두었다가 약 불에 올려 오랫동안 서서히 끓인다.
3. 국물이 끓기 시작하면 잠시 후에 건져낸다.

4. 시금치무침

재료

1. 시금치 70g
2. 국간장 1/4작은술, 깨소금 1g, 다진 파 2g, 다진 마늘 1g, 참기름 1g, 소금 0.2g

만드는 법

1. 시금치는 끓는 물에 데쳐 찬물에 헹궈 물기를 짜서 먹기 좋게 잘라준다.
2. 시금치에 간장, 깨소금, 다진 파, 다진 마늘, 참기름, 소금을 넣고 무쳐 완성한다.

5. 잡곡밥 210g
깻잎김치 15g

영양분석표	열량 (kcal)	탄수화물 (g)	단백질 (g)	지방 (g)	콜레스테롤 (mg)	나트륨 (mg)	칼륨 (mg)	칼슘 (mg)	인 (mg)	철분 (mg)
잡곡밥	304.5	63.0	6.3	2.7	0.0	10.5	167.3	11.1	223.5	1.4
들깨미역국	60.0	0.0	4.0	3.6	0.0	420.0	107.2	49.0	51.0	0.9
어선	52.0	3.2	7.2	1.2	20.8	208.0	17.1	18.8	115.3	0.6
마파두부	19.6	1.5	1.8	0.8	0.0	2.1	9.4	20.0	34.3	0.6
시금치무침	18.0	2.0	1.2	0.6	0.0	64.0	104.4	28.7	24.2	0.4
깻잎김치	6.0	0.9	0.3	0.1	0.0	52.5	35.6	11.1	7.5	0.1
합계	460.1	70.6	20.8	9.0	20.8	757.1	440.9	138.8	455.9	4.0

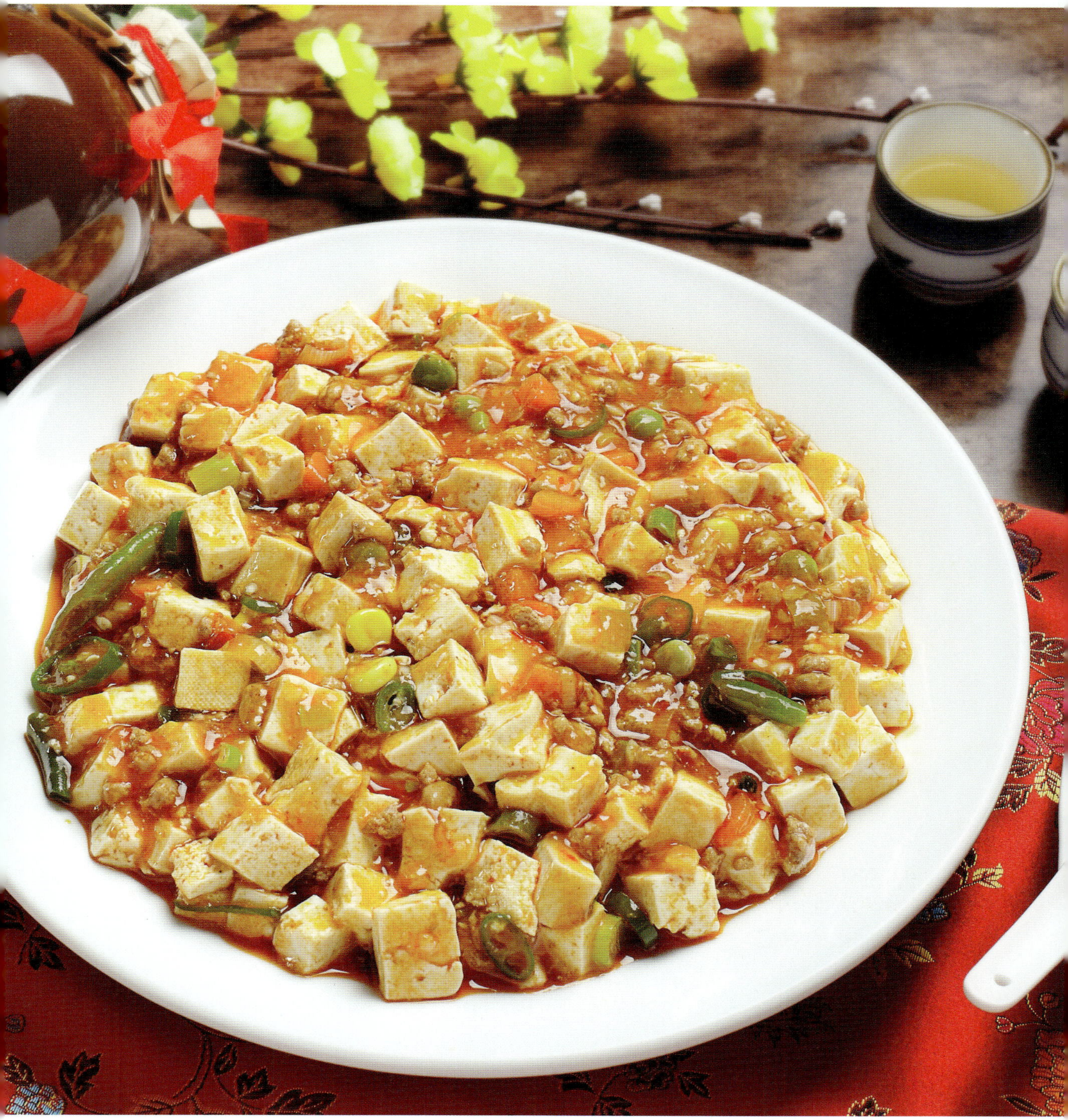

힐링레시피

당뇨병 상식 3

당뇨병의 치료법

당뇨병의 치료의 목적은 적절한 혈당을 유지함으로써 당뇨병의 합병증을 예방하거나 지연시키기위함입니다. 이를 위해서는 식이조절, 운동조절과 같은 생활습관 개선과 약물치료를 병행해야합니다.

약물요법은 경구혈당강하제와 인슐린으로 나눌 수 있습니다.

1. 경구 혈당강하제

경구혈당강하제는 기전에 따라서 크게 다섯 가지로 나눌 수 있습니다. ① 인슐린분비를 직접 자극하는 약제, ② 간에서 포도당 합성을 억제하는 약제, ③ 장에서 포도당 흡수를 억제하는 약제, ④ 말초의 인슐린 저항성을 개선시키는 약제, ⑤ 장에서 분비되는 인크레틴 효과를 증강시키는 약제가 있습니다. 약제에 따라서 장점이 서로 다르고, 제품에 따라서 작용시간, 부작용 등이 다르므로 전문의와 상의 후 복용해야 합니다.

2. 인슐린 주사

인슐린은 작용 시간에 따라 속효성 인슐린, 중간형 인슐린, 지속성 인슐린, 혼합형 인슐린 등 크게 4가지로 나눌 수 있습니다. 환자의 혈당 조절상태에 따라 인슐린 종류와 용량을 조절해서 사용해야 합니다.

※ 이외에도 최근에는 장에서 분비되는 인크레틴 호르몬 효과를 증가시켜주는 glucagon-like peptide-1 (GLP-1) 작용제를 피하주사로 사용하기도 하며, 고도 비만인 경우 수술적요법을 고려하기도 합니다.

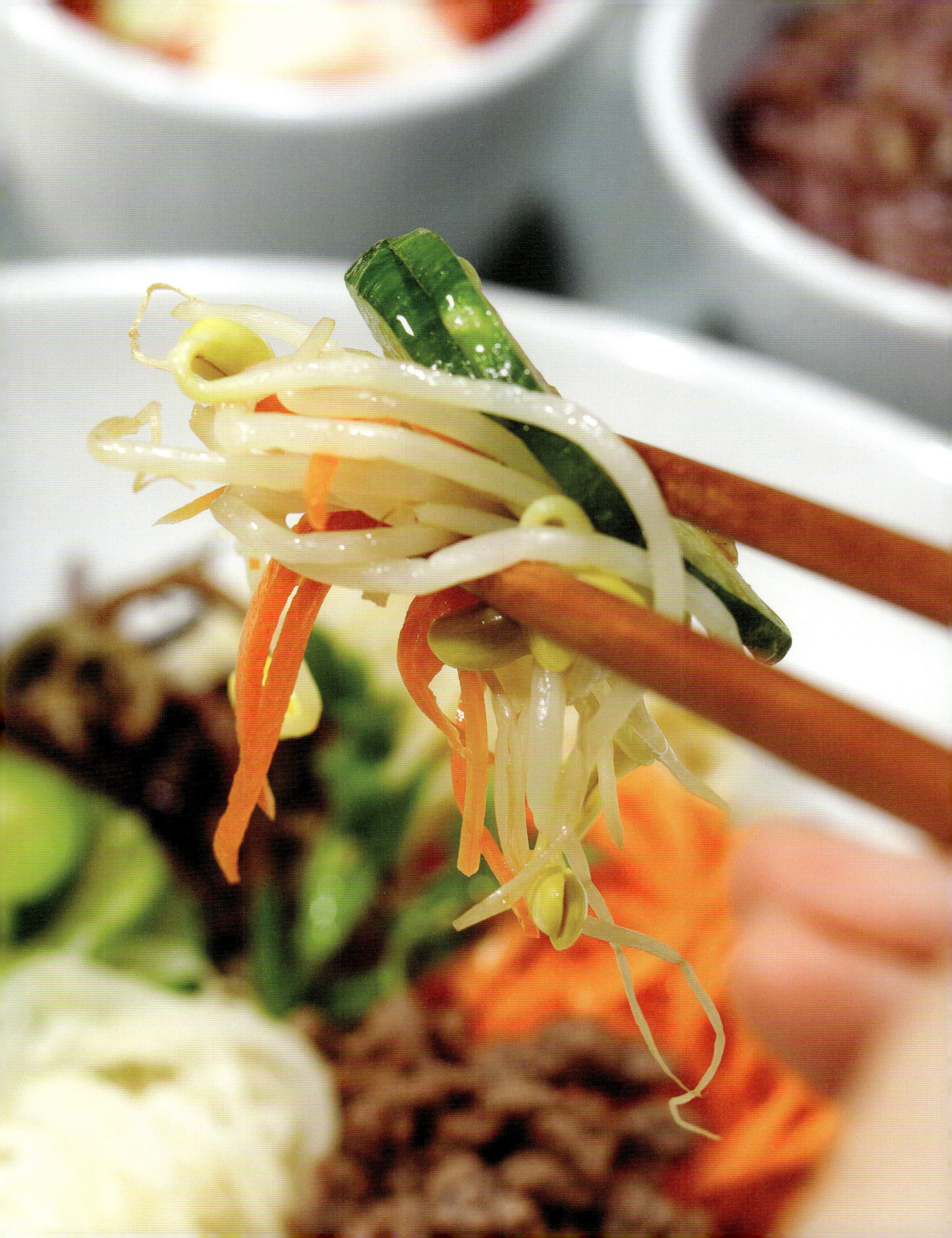

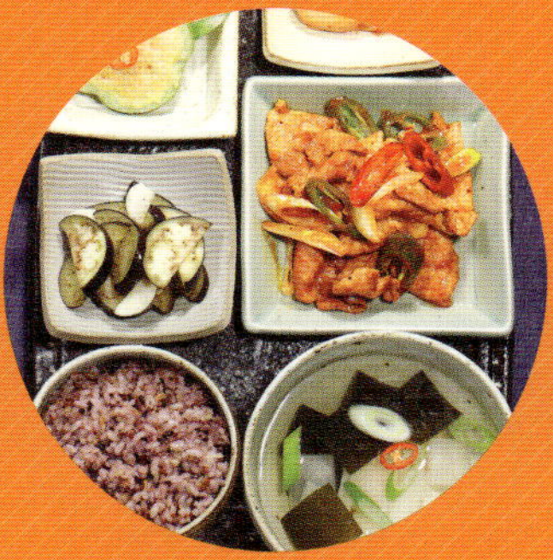
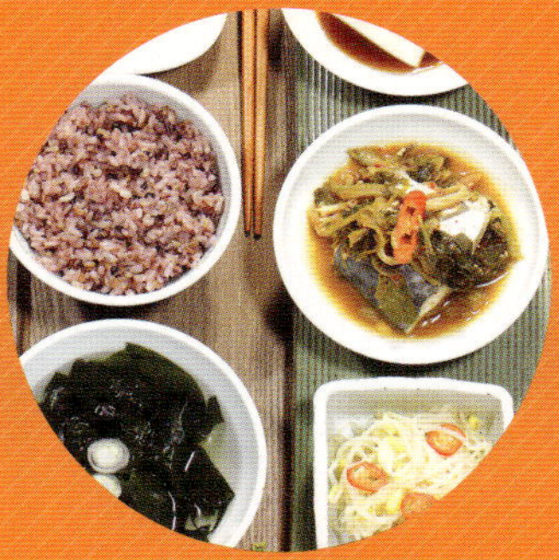
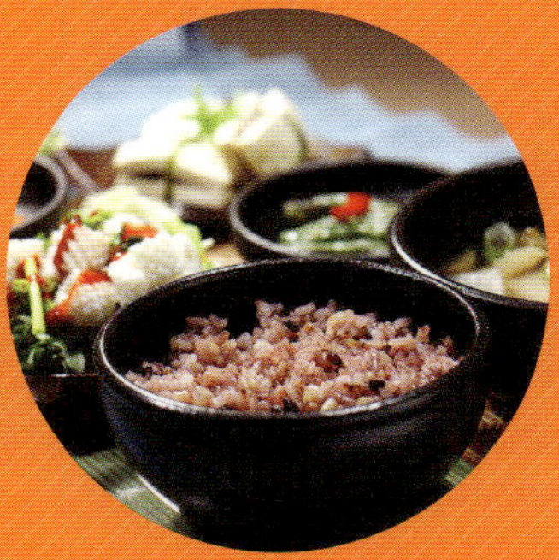

Healing Recipe
"Diabetes Mellitus"

힐링레시피
당뇨병편

넷째 날

아침*

홍합무국
제육고추장볶음
피망전
가지볶음
잡곡밥·배추김치

점심*

미역국
시래기고등어조림
콩나물무침
소스연두부
잡곡밥·깍두기

저녁*

북어해장국
두부스테이크
오징어돌나물초회
고추찜
잡곡밥·배추김치

하루 섭취량	열량 (kcal)	탄수화물 (g)	단백질 (g)	지방 (g)	콜레스테롤 (mg)	나트륨 (mg)	칼륨 (mg)	칼슘 (mg)	인 (mg)	철분 (mg)
아 침	667.3	78.3	34.7	23.0	58.5	944.0	708.0	172.7	505.1	4.8
점 심	520.3	56.5	31.7	20.1	41.0	1026.5	1300.3	394.7	582.4	13.9
저 녁	519.6	58.9	40.0	13.7	71.0	1372.7	794.2	223.1	511.7	3.7
합 계	1707.1	193.6	106.3	56.8	170.5	3343.2	2802.6	790.4	1599.2	22.5

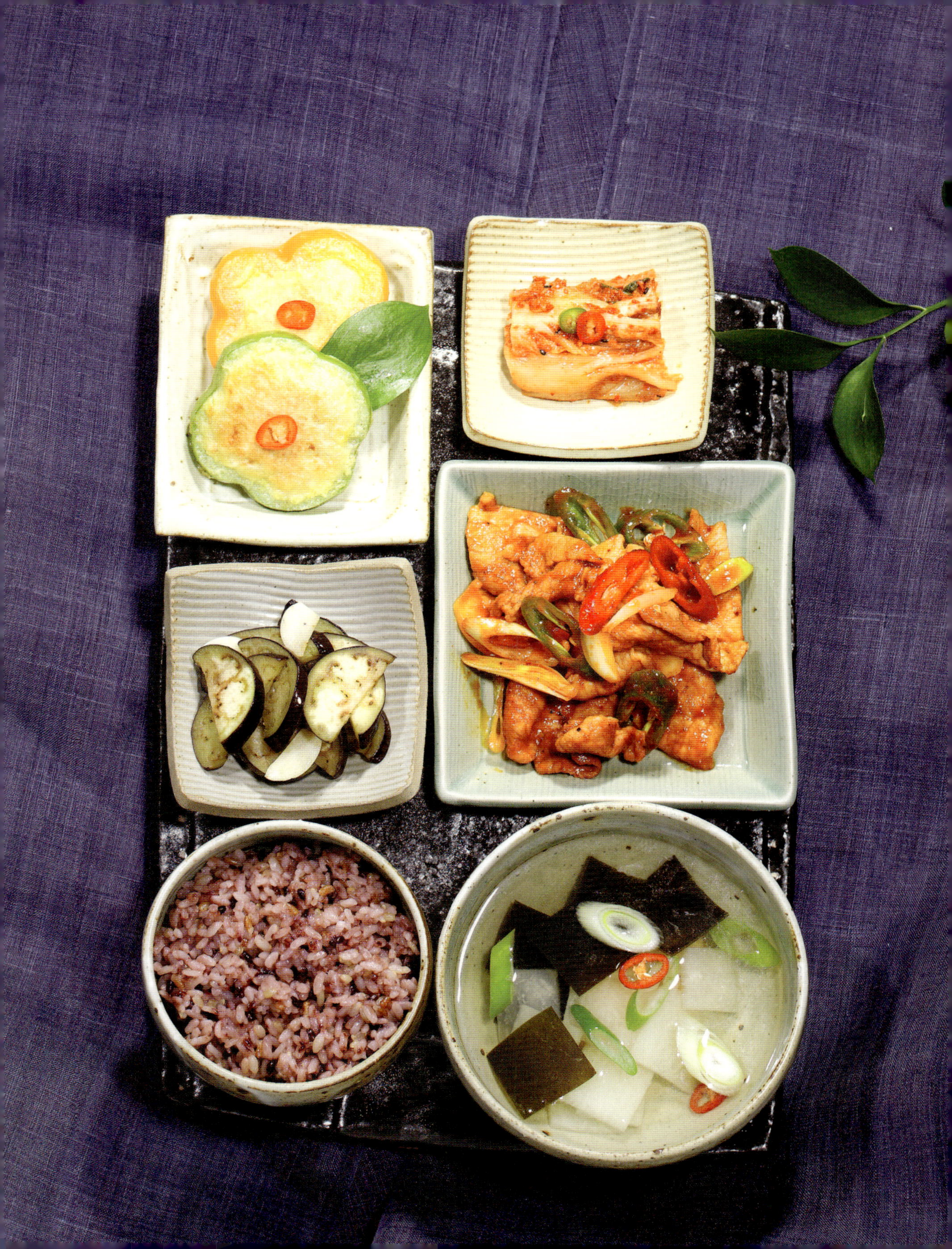

넷째 날 아침

1. 홍합무국

재료

1. 홍합 35g, 무 15g, 홍고추
2. 간장 1작은술, 대파, 소금 1.2g, 야채간장 1작은술
3. 육수 : 다시마(5x5cm) 1장, 표고 한장, 물 2컵

만드는 법

1. 무를 2X2X0.3cm로 납작 썰기 한다.
2. 육수 내는 법(Cook Tip)을 참고하여 다시마 표고 국물을 준비한다.
3. 다시마 표고 국물을 내고 건져 낸 다시마는 2x2cm 크기로 썬다.
4. 다시마 표고 국물에 무와 다시마, 홍합을 넣고 끓이다가 간장, 소금으로 간한 후 어슷 썬 대파를 넣고 완성한다.

Cook Tip 다시마 표고 국물

1. 다시마(10X10cm) 2장, 건 표고 8개, 물 2L
2. 다시마는 표면에 묻은 흰 가루를 마른 행주로 닦는다.
3. 재료 넣고 끓이다가 끓기 시작하면 다시마는 건지고 표고버섯은 10분 정도 더 끓여 낸다.
4. 그리고 거즈에 걸러 국물만 사용한다.

2. 제육고추장볶음

재료

1. 돼지고기 80g, 양파 30g, 청·홍고추 5g, 대파 10g
2. 양념 : 고춧가루 1g, 고추장 1/2작은술, 올리고당 3g, 다진 마늘 1/2큰술, 청주 1작은술, 생강 1/4작은술, 참기름 1g, 깨소금 1g, 후추

만드는 법

1. 돼지고기는 먹기 좋게 얇게 썬다.
2. 양파는 굵게 채로 썰고 청·홍고추, 대파는 0.5cm 어슷썬다.
3. 분량의 양념장을 만들어 돼지고기와 야채들을 함께 섞어 재워 둔 다음 팬에 볶아 완성한다.

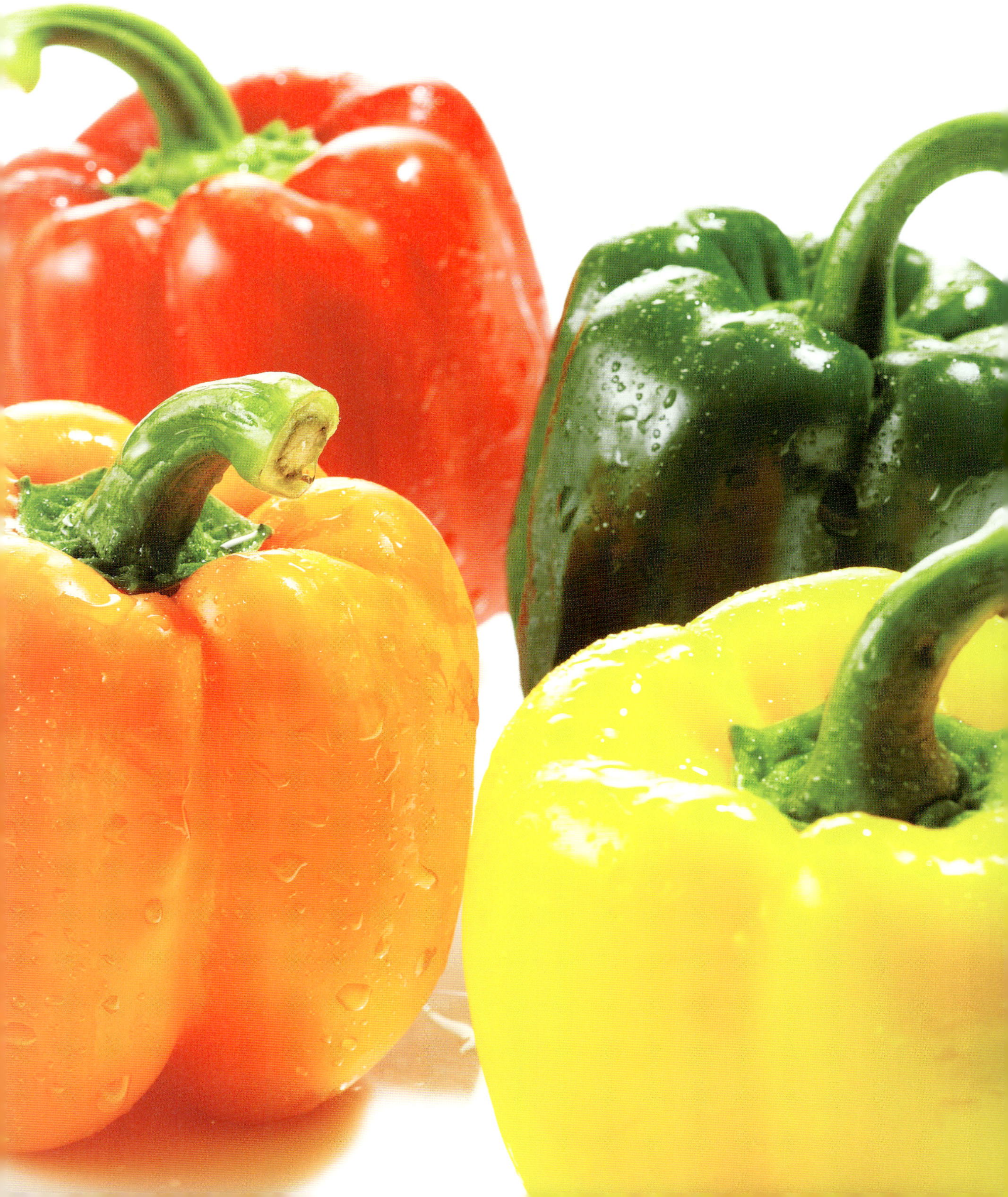

3. 피망전

재료

1 피망 35g, 두부 40g
2 식용유 2.5g, 소금 0.2g, 양파 10g, 달걀 1개, 홍고추 3g, 밀가루

만드는 법

1 피망은 0.5cm 두께로 둥글게 썬다.
2 두부는 으깨어 물기를 짜고 양파는 다져 기름 없이 볶은 다음 두부, 소금과 함께 치댄다.
3 피망에 만든 소를 넣고 밀가루 묻히고 계란을 묻혀서 노릇하게 굽고 그 위에 홍고추를 올려 완성한다.

4. 가지볶음

재료

1 가지 35g
2 마늘 1톨, 참기름 1g, 야채간장 1작은술, 소금 0.3g

만드는 법

1 둥근 가지를 반 잘라 반달 모양으로 썬다.
2 마늘은 편 썬다.
3 팬에 참기름을 두르고 마늘을 볶다가 가지와 야채간장, 소금을 넣고 볶아 완성한다.

5. 잡곡밥 140g 배추김치 30g

영양분석표	열량 (kcal)	탄수화물 (g)	단백질 (g)	지방 (g)	콜레스테롤 (mg)	나트륨 (mg)	칼륨 (mg)	칼슘 (mg)	인 (mg)	철분 (mg)
잡곡밥	203.0	42.0	4.2	1.8	0.0	7.0	111.5	7.4	149.0	1.0
홍합무국	50.0	10.0	2.0	0.0	0.0	400.0	106.5	28.9	59.6	1.6
제육고추장볶음	262.5	11.3	20.0	15.0	41.3	350.0	335.9	15.0	185.5	1.2
피망전	127.5	10.5	7.5	6.0	17.3	67.5	43.7	105.0	88.5	0.7
가지볶음	12.3	2.1	0.4	0.2	0.0	38.5	43.8	7.3	9.7	0.2
배추김치	12.0	2.4	0.6	0.0	0.0	81.0	66.7	9.1	12.7	0.2
합계	667.3	78.3	34.7	23.0	58.5	944.0	708.0	172.7	505.1	4.8

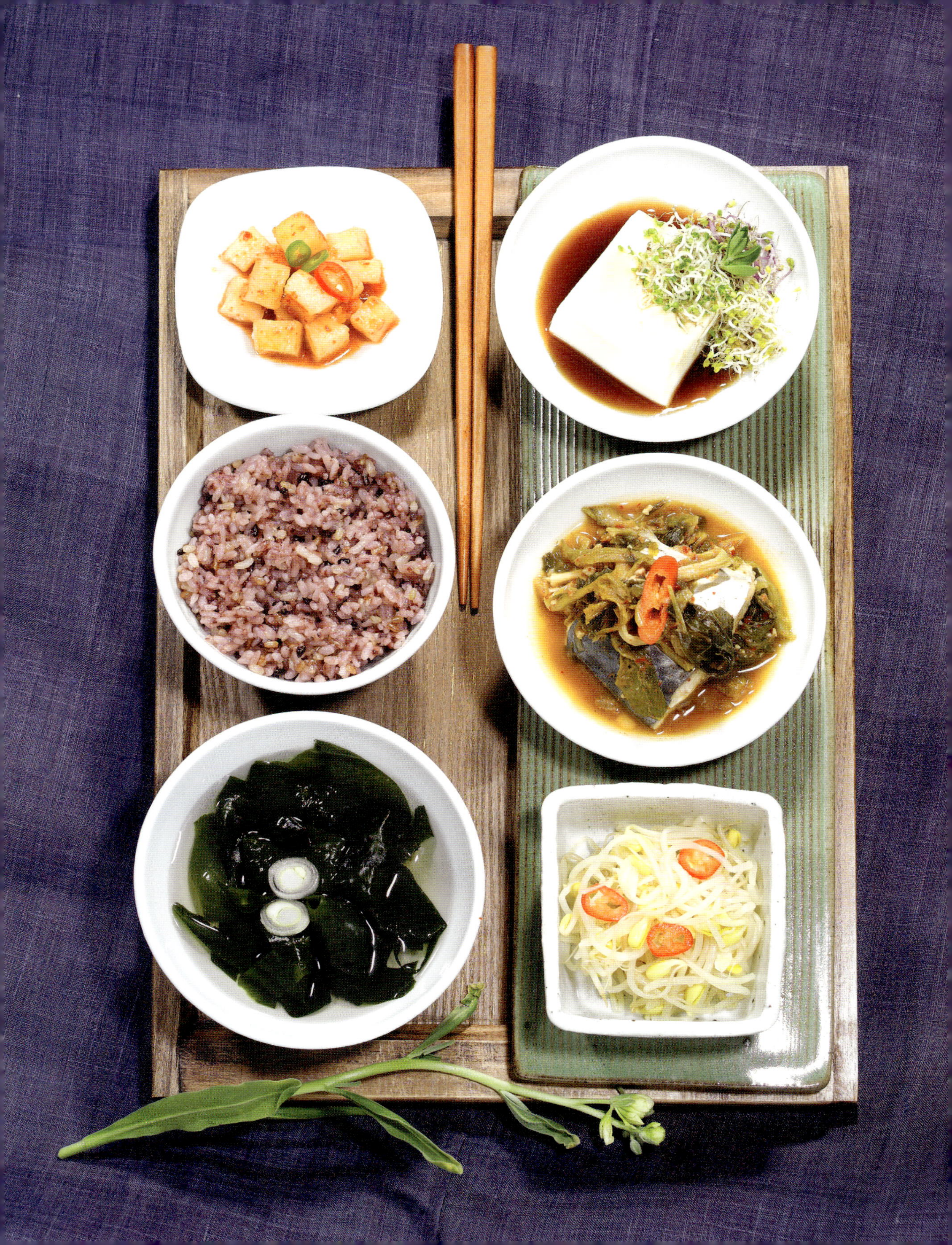

넷째 날 점심

1. 미역국

재료

1. 불린 미역 35g, 굴 소스 1작은술
2. 육수 : 다시마(5x5cm) 1장, 건 표고 1장, 물 2컵

만드는 법

1. 불린 미역은 4~5cm로 잘라 냄비에 굴 소스와 함께 볶는다.
2. 볶다가 다시마 표고 국물을 넣고 은근히 끓여 완성한다.

Cook Tip 표고 다시마 국물

1. 다시마(10x10cm) 2장, 건 표고 8개, 물 2L
2. 다시마는 표면에 묻은 흰 가루를 마른 행주로 닦는다.
3. 재료 넣고 끓이다가 끓기 시작하면 다시마는 건지고 표고버섯은 10분 정도 더 끓여 낸다.
4. 그리고 거즈에 걸러 국물만 사용한다.

굴 소스 (미역국에 굴 소스는 홍고추를 빼고 만든다.)

1. 굴 1/2컵, 물 1/3컵, 마늘 5톨
2. 마늘은 편 썰고, 굴은 큼직하게 썰어 재료를 냄비에 담아 살짝 끓여 체에 걸러 사용한다.

2. 시래기 고등어조림

재료

1. 고등어 50g, 시래기 50g
2. 된장 1/2작은술, 고춧가루 1g, 다진 마늘 2g, 청양고추 1개, 대파 5g
3. 육수 : 물 2컵, 다시마(5x5cm) 1장, 멸치 3마리, 마늘 1톨, 대파 조금

만드는 법

1. 육수 내는 법(Cook Tip)을 참고하여 멸치 다시마 육수를 준비한다.
2. 고등어는 깨끗이 손질하여 흐르는 물에 헹군 뒤 물기를 제거한다.
3. 시래기는 된장, 고춧가루, 다진 마늘로 무친다.
4. 무친 시래기를 냄비에 넣고 고등어를 올리고 멸치 다시마 육수를 넣고 서서히 끓인다.
5. 어느 정도 끓인 뒤 청양고추와 대파를 넣고 한소끔 끓여 완성한다.

Cook Tip 멸치 다시마 육수

1. 다시마(10x10cm) 2장, 멸치 2컵, 물 2L, 마늘 3톨, 대파 5cm 1개
2. 멸치는 내장을 제거하고, 살짝 마른 팬에 볶아 수분을 날리고 물에 다시마, 멸치를 넣고 끓이다가 다시마는 끓으면 건져내고, 나머지는 10분 정도 끓여 걸러 사용한다.

3. 콩나물무침

재료

1 콩나물 35g, 소금 0.3g
2 참기름 5g, 깨소금 1g, 홍고추 2g, 마늘 1톨

만드는 법

1 콩나물은 발을 손질하고 삶아 찬물에 헹군 뒤 물기를 제거한다.
2 데친 콩나물에 소금, 깨소금, 참기름, 다진 마늘, 홍고추를 넣고 무쳐 완성한다.

4. 소스연두부

재료

1 연두부 150g, 새싹 나물 5g, 대파(3cm) 흰 부분
2 야채간장 1작은술, 소금 0.2g, 올리고당 2g, 식초 2/3작은술, 다시마 국물 1작은술

만드는 법

1 연두부 위에 새싹 나물과 채 썬 대파 올린다.
2 재료 2로 소스를 만들어 연두부 위에 끼얹어 완성한다.

Cook Tip 다시마 국물

1 다시마 1장(15g), 물 1.8L
2 다시마는 적당한 크기로 잘라 지저분한 것을 제거 한 뒤 냄비에 물을 담고 다시마를 넣어 두었다가 약 불에 올려 오랫동안 서서히 끓인다.
3 국물이 끓기 시작하면 잠시 후에 건져낸다.

5. 잡곡밥 140g
깍두기 50g

영양분석표	열량 (kcal)	탄수화물 (g)	단백질 (g)	지방 (g)	콜레스테롤 (mg)	나트륨 (mg)	칼륨 (mg)	칼슘 (mg)	인 (mg)	철분 (mg)
잡곡밥	203.0	42.0	4.2	1.8	0.0	7.0	111.5	7.4	149.0	1.0
미역국	12.6	2.0	1.4	0.2	0.0	575.4	703.6	28.0	64.4	1.0
시래기고등어조림	167.6	5.0	12.3	11.2	41.0	285.5	216.0	150.2	187.7	8.1
콩나물무침	22.8	2.5	1.1	1.0	0.0	77.0	17.4	21.4	20.3	0.5
소스연두부	96.9	2.0	12.2	5.6	0.0	11.6	232.3	174.2	149.1	3.3
깍두기	17.5	3.0	0.5	0.3	0.0	70.0	19.4	13.5	11.8	0.1
합계	520.3	56.5	31.7	20.1	41.0	1026.5	1300.3	394.7	582.4	13.9

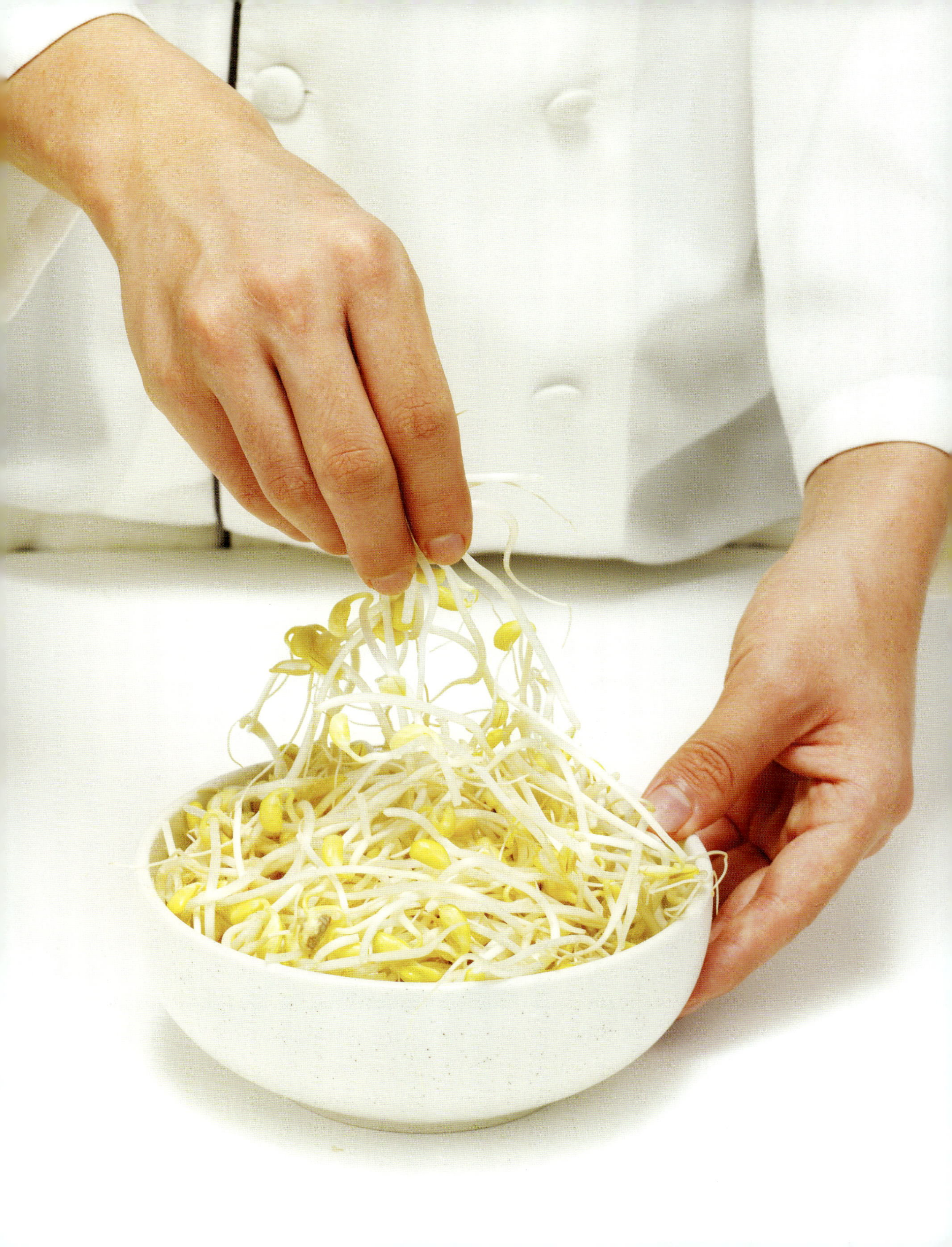

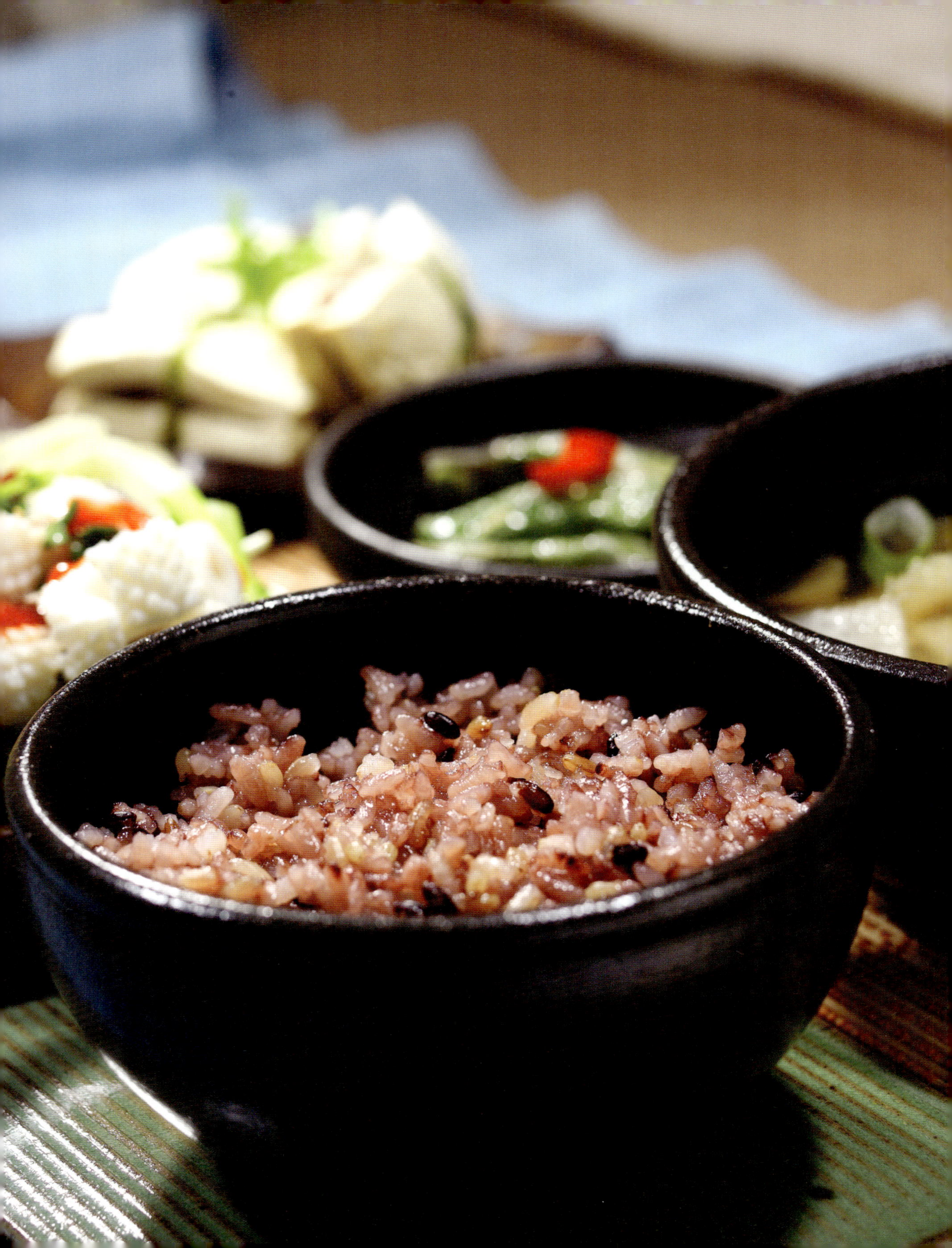

넷째 날 저녁

1. 북어해장국

재료

1. 북어 8g, 무 10g, 홍고추
2. 마늘 1/2톨, 국간장 1/4작은술, 대파 5g, 소금 1g
3. 육수 : 물 2컵, 다시마(5x5cm) 1장, 무 1/3개, 북어머리 조금, 파 뿌리, 마늘

만드는 법

1. 북어 머리, 다시마, 파 뿌리, 마늘, 무로 육수를 낸다.
2. 북어는 물에 불려 찢고 무는 2X2cm로 납작 썰어 살짝 볶아 북어가 살짝 오그라들면 육수를 넣고 끓이다 국간장, 소금, 다진 마늘, 어슷 썬 대파를 넣고 완성한다.

2. 두부스테이크

재료

1. 두부 80g, 다진 쇠고기 20g, 소금 0.5g, 다진 마늘, 다진 생강, 후추, 참기름, 미나리

만드는 법

1. 두부는 사각모양으로 썬다.
2. 다진 쇠고기는 다진 마늘, 다진 생강, 참기름, 후추, 소금을 넣고 간한다.
3. 두부사이에 양념한 쇠고기를 끼워넣고 미나리로 말아 찜기에 쪄서 완성한다.

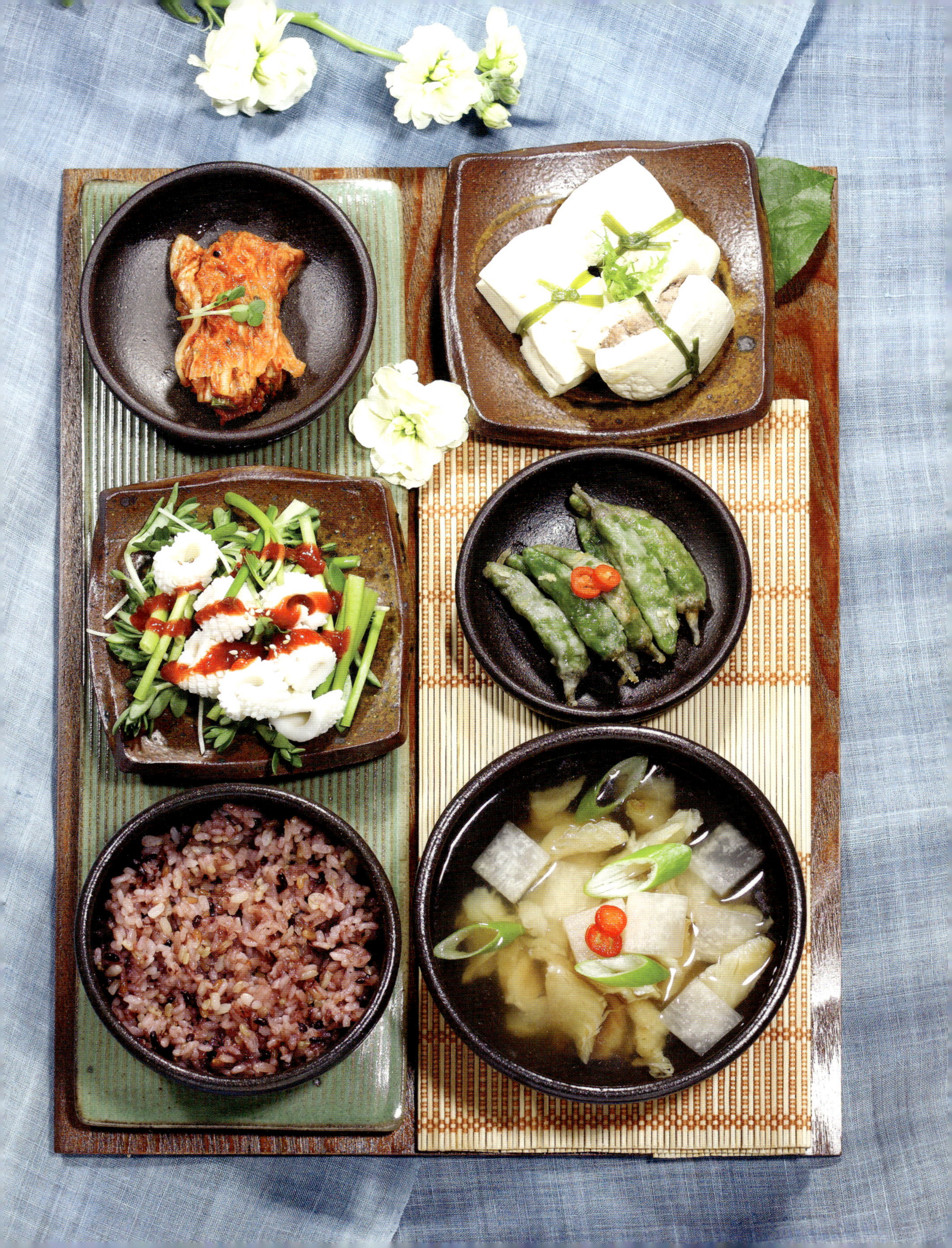

3. 오징어 돌나물초회

재료

1 오징어 25g, 미나리 20g, 무순 10g
2 초고추장 : 고추장 1/4작은술, 올리고당 2g, 레몬 즙 1/2작은술, 식초 1/2작은술, 마늘 즙 1/2작은술, 생강 즙 1/4작은술, 깨소금 1g

만드는 법

1 오징어는 껍질을 벗기고 내장 쪽에 X모양으로 칼집을 넣어 데친다.
2 미나리는 씻어 물기를 제거한 후 3cm 길이로 자르고 무순도 씻어 준비한다.
3 분량의 초고추장을 만들어 준다.
4 오징어는 말린 모양으로 잘라 주고, 돌나물과 미나리를 접시에 올려 초고추장을 끼얹어 완성한다.

4. 고추찜

재료

1 애기고추 35g, 밀가루 1g, 참기름 2.5g, 국간장 1/4작은술, 소금 0.1g, 다진 마늘, 다진 실파

만드는 법

1 애기고추에 밀가루에 묻혀 10분 찐다.
2 찐 애기고추에 국간장, 다진 실파, 다진 마늘, 참기름, 소금을 넣고 무쳐 완성한다.

5. 잡곡밥 140g 배추김치 30g

영양분석표	열량 (kcal)	탄수화물 (g)	단백질 (g)	지방 (g)	콜레스테롤 (mg)	나트륨 (mg)	칼륨 (mg)	칼슘 (mg)	인 (mg)	철분 (mg)
잡곡밥	203.0	42.0	4.2	1.8	0.0	7.0	111.5	7.4	149.0	1.0
북어해장국	63.8	1.6	12.4	0.6	47.6	1073.2	307.0	152.0	75.2	0.6
오징어돌나물초회	46.8	3.9	6.6	0.6	20.4	82.5	100.1	9.4	120.3	0.4
고추찜	34.0	6.0	1.2	0.7	0.0	44.0	91.1	12.9	25.5	0.4
두부스테이크	160.0	3.0	15.0	10.0	3.0	85.0	117.9	32.2	129.0	1.2
배추김치	12.0	2.4	0.6	0.0	0.0	81.0	66.7	9.1	12.7	0.2
합계	519.6	58.9	40.0	13.7	71.0	1372.7	794.2	223.1	511.7	3.7

힐링레시피

당뇨병 상식 4

혈당관리를 위한 올바른 식사요법

1. 식사요법의 목표

혈당을 정상수준으로 유지하여 부주의한 혈당 관리로 발생될 수 있는 급성 및 만성합병증의 발생을 예방함으로써 건강을 유지하도록 하는 것이 당뇨병 관리의 목표이다. 당뇨병의 식사요법은 음식을 무조건 제한하거나 금지하는 것이 아니고 각자의 필요량에 맞게 음식의 양, 종류 및 식사 시간 등을 적절히 조절함으로써 혈당을 정상범위로 유지하는 것이다.

2.영양소에 대한 올바른 이해

① 당질(탄수화물) : 1일 총 필요 열량에 45~60%를 권장하는 당질은 혈당조절에 있어 가장 직접적인 영향을 미치는 영양소로 당질의 양과 종류, 다양한 조리과정에 따라 혈당조절에 영향을 미친다. 식품군 중에서는 곡류군과 과일군의 섭취가 혈당 조절에 영향을 미치므로 본인에게 알맞은 양을 영양사로부터 알고 양을 잘 지킬 수 있도록 한다.

② 단백질 : 당뇨병환자에게 1일 총 필요열량에 10~20%의 단백질의 섭취가 권장되나 혈당이 잘 조절되는 경우에 있어서는 단백질이 혈당에 직접 미치는 영향은 적으나 조절이 되지 않는 환자에게 있어서는 단백질의 섭취가 혈당에 영향을 주므로 주의하여 섭취하여야 한다.

③ 지방 : 1일 총 필요열량에 20~25%를 권장하는 지방은 포화지방산과 트랜스지방산이 혈중 콜레스테롤 농도를 증가시킬 수 있으므로 주의해야 하나, 불포화지방산의 경우 적정량의 섭취가 포만감을 주며 총 콜레스테롤 농도를 감소시킬 수 있으므로 권장량 안에서 적정량을 섭취하는 것을 권장한다.

④ 비타민, 무기질 : 체내 여러가지 문제로 별도로 비타민이나 무기질을 공급을 처방받은 경우 외에는 당뇨환자에게 특정 비타민이나 무기질을 보충할 필요는 없으나 본인의 신체상황에 맞게 잘 알아보고 보충할 것을 권장한다.

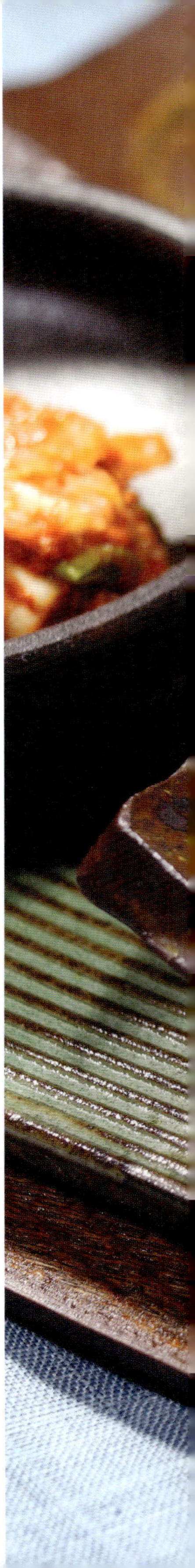

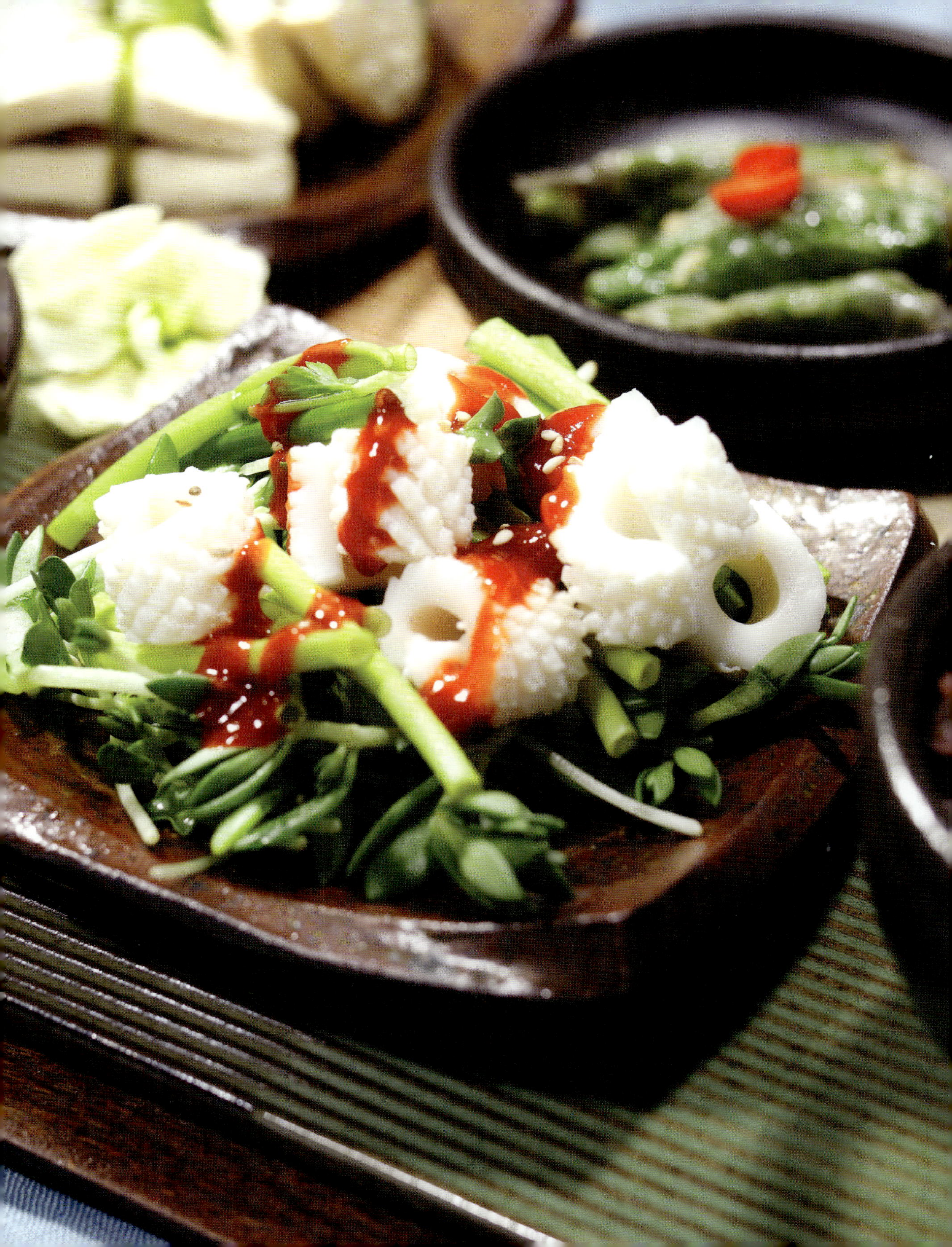

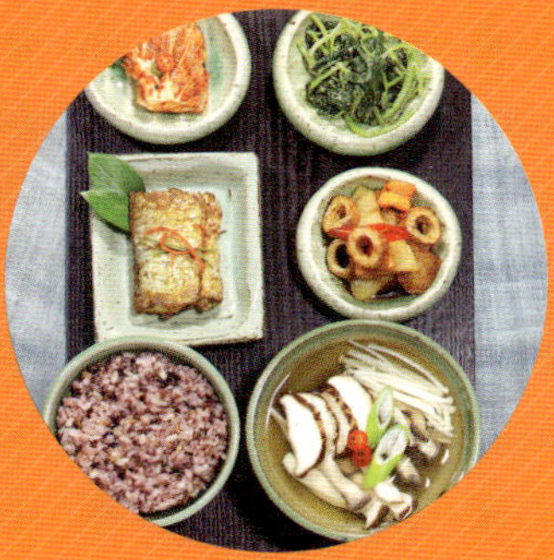 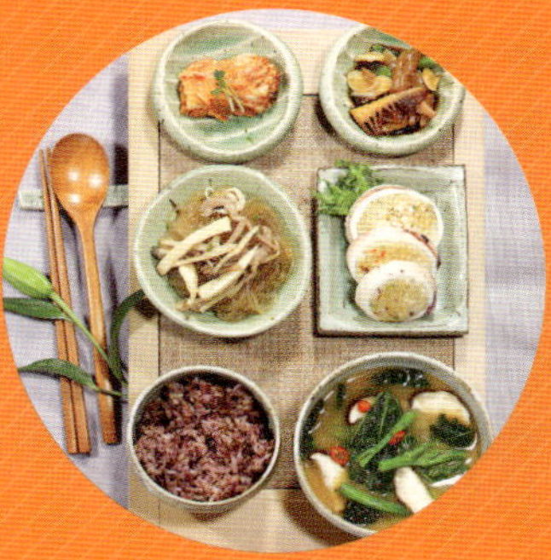 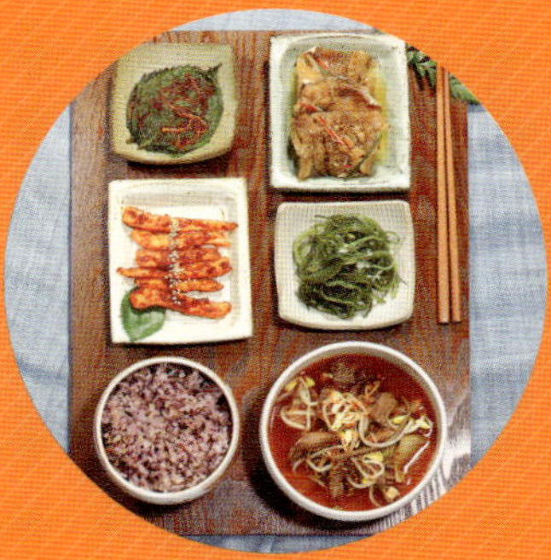

Healing Recipe

"Diabetes Mellitus"

힐링레시피
당뇨병편

다섯째 날

아침*

버섯맑은국
갈치카레구이
어묵피망조림
고구마순들깨볶음
잡곡밥·배추김치

점심*

아욱된장국
오징어순대
버섯잡채
마늘죽순조림
잡곡밥·배추김치

저녁*

육개장
황태찜
더덕양념구이
미역줄기볶음
잡곡밥·깻잎김치

하루 섭취량	열량 (kcal)	탄수화물 (g)	단백질 (g)	지방 (g)	콜레스테롤 (mg)	나트륨 (mg)	칼륨 (mg)	칼슘 (mg)	인 (mg)	철분 (mg)
아 침	448.1	71.4	24.6	7.4	30.8	2323.4	676.5	362.8	471.1	3.6
점 심	770.8	111.1	39.7	16.6	44.1	1470.9	905.1	273.1	536.1	5.1
저 녁	425.3	62.7	24.7	8.6	37.5	779.5	594.8	113.7	342.5	3.0
합 계	1644.1	245.1	89.1	32.7	112.4	4573.8	2176.4	749.6	1349.7	11.6

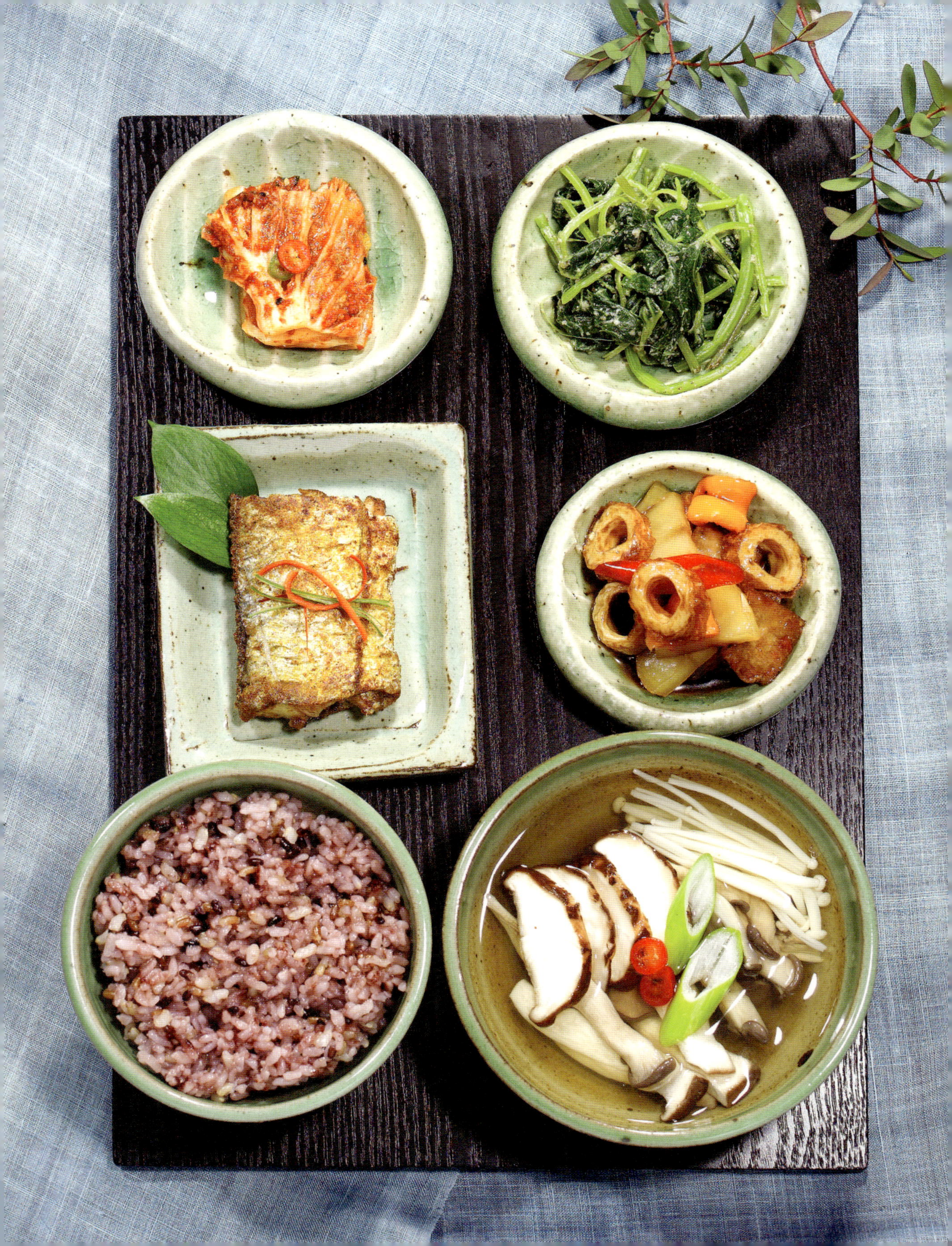

다섯째 날 아침

1. 버섯맑은국

재료

1. 버섯(표고, 느타리, 새송이, 팽이) 20g
2. 대파 5g, 마늘 1톨, 고춧가루 1g, 야채간장 1/2작은술, 소금 1g
3. 육수 : 물 2컵, 다시마(5x5cm) 1장, 마늘 1톨, 무 10g,
   파 뿌리 1개, 멸치 3마리

만드는 법

1. 육수 내는 법(Cook Tip)을 참고하여 진한 멸치 다시마 육수를 준비한다.
2. 표고, 새송이버섯은 채 썰고 느타리버섯은 찢어준다.
   팽이버섯은 밑둥을 제거하고 찢어준다.
3. 준비한 진한 멸치 다시마 육수에 버섯, 고춧가루, 야채간장, 소금, 다진 마늘을 넣고 끓이다 어슷 썬 대파를 넣고 끓여 완성한다.

Cook Tip 진한 멸치 다시마 육수

1. 멸치 1컵, 무 4cm 1토막, 파뿌리 1개, 마늘 3톨, 다시마(10X10cm) 1장, 물 1L
2. 멸치는 머리, 내장 제거 하고 마른 팬에 살짝 볶아 수분을 날려준다.
3. 냄비에 분량의 재료를 넣고 끓으면 다시마는 건져내고, 10분정도 더 끓여 거즈에 걸러 맑은 국물만 사용한다.

2. 갈치카레구이

재료

1. 갈치 50g
2. 식용유 2.5g, 소금 0.3g, 카레가루 1g

만드는 법

1. 갈치는 깨끗이 손질하여 헹군 다음 물기를 제거한다.
2. 갈치에 소금을 뿌려 간한 뒤 카레가루를 발라 200℃ 오븐에 7~8분 정도 구워준다.

3. 어묵피망조림

재료

1 어묵 50g, 피망 15g, 홍고추 5g, 청양고추 10g, 마늘 1톨
2 야채간장 1작은술, 다시마 국물 1컵, 올리고당 3g

만드는 법

1 어묵과 피망은 먹기 좋은 크기로 썰고 홍고추와 청양고추는 어슷 썬다.
2 마늘은 편 썬다.
3 다시마 국물에 야채간장, 올리고당을 넣고 어묵, 피망, 홍고추, 청양고추를 넣어 조려 완성한다.

4. 고구마순 들깨볶음

재료

1 고구마 줄기 35g, 들깨가루 8g
2 마늘 1/2톨, 국간장 1/4작은술, 소금 0.2g, 다시마 국물 1/2컵

만드는 법

1 고구마 줄기는 삶아 먹기 좋게 잘라 들깨가루, 마늘, 국간장, 소금을 넣어 무친 다음 다시마 국물에 넣고 끓여 완성한다.

Cook Tip 다시마 국물

1 다시마 1장 (15g), 물 1.8L
2 다시마는 적당한 크기로 잘라 지저분한 것을 제거 한 뒤 냄비에 물을 담고 다시마를 넣어 두었다가 약 불에 올려 오랫동안 서서히 끓인다.
3 국물이 끓기 시작하면 잠시 후에 건져낸다.

5. 잡곡밥 140g 배추김치 30g

영양분석표	열량 (kcal)	탄수화물 (g)	단백질 (g)	지방 (g)	콜레스테롤 (mg)	나트륨 (mg)	칼륨 (mg)	칼슘 (mg)	인 (mg)	철분 (mg)
잡곡밥	203.0	42.0	4.2	1.8	0.0	7.0	111.5	7.4	149.0	1.0
버섯맑은국	31.4	4.8	2.8	0.4	0.0	1698.0	281.6	58.4	22.6	1.2
갈치카레구이	67.5	3.0	10.5	1.5	26.0	190.0	59.2	222.7	180.7	0.3
어묵피망조림	112.0	18.4	5.6	1.8	4.8	288.0	84.7	40.3	51.5	0.4
고구마순들깨볶음	22.2	0.8	0.9	1.9	0.0	59.4	72.8	24.9	54.5	0.5
배추김치	12.0	2.4	0.6	0.0	0.0	81.0	66.7	9.1	12.7	0.2
합계	448.1	71.4	24.6	7.4	30.8	2323.4	676.5	362.8	471.1	3.6

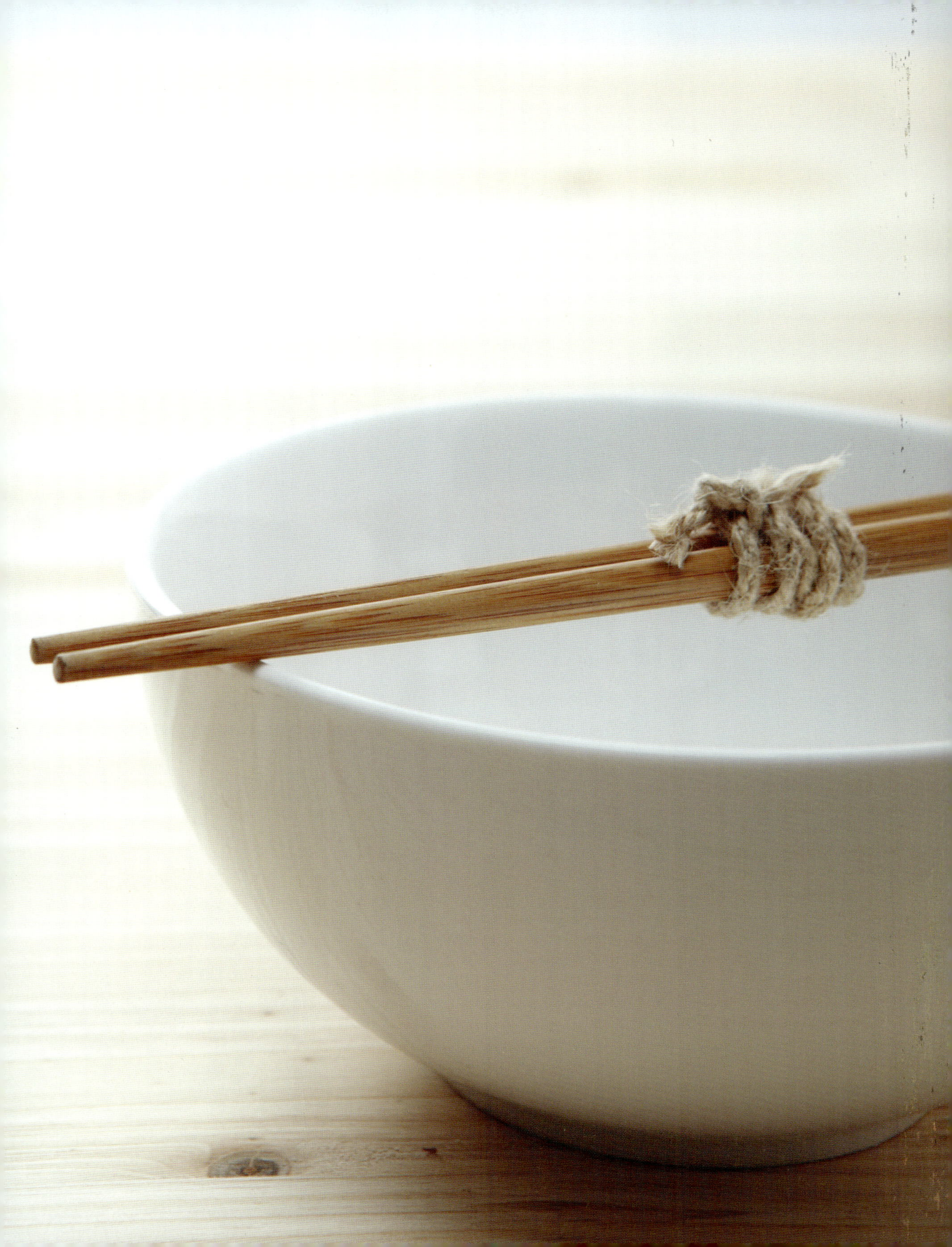

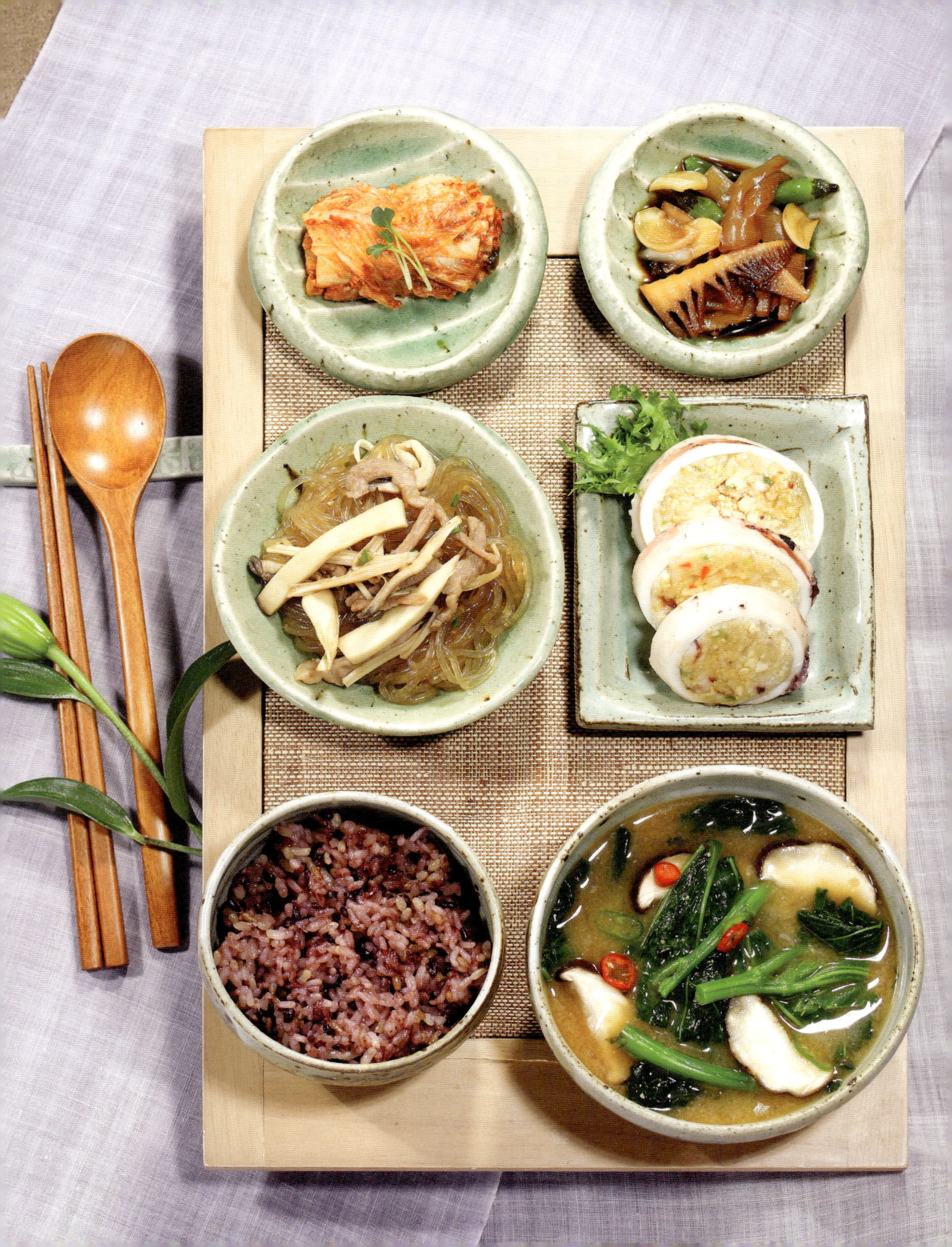

다섯째 날 점심

1. 아욱된장국

재료

1. 아욱 35g, 된장 1/4작은술, 대파 5g, 마늘 2g, 청양고추 3g
2. 육수 : 다시마 1장, 표고 1/2개, 마른 새우 3개, 물 2컵

만드는 법

1. 다시마, 마른 새우, 표고로 육수를 준비한다.
2. 아욱은 줄기를 자르고 끓는 물에 데친 후 빡빡 씻어 물기를 제거하고 먹기 좋은 크기로 잘라준다.
3. 청양고추, 대파는 어슷 썰어 주고, 육수를 낸 표고는 건져서 채 썰어 준다.
4. 아욱에 된장, 다진 마늘을 넣고 무쳐준다.
5. 냄비에 육수를 붓고 무친 아욱, 청양고추, 표고를 넣고 끓으면 대파를 넣어 완성한다.

2. 오징어순대

재료

1. 오징어 1마리, 두부 15g, 청·홍피망 10g, 양파 10g, 다진 마늘, 갈분

만드는 법

1. 오징어는 내장을 제거한 후 깨끗이 헹궈낸다.
2. 오징어 다리는 데친 후 다진다.
3. 두부는 꼭 짜낸 후 거즈를 이용해 물기를 제거한다.
4. 청·홍피망과 양파는 다져서 물기를 꼭짠다.
5. 으깬 두부, 양파와 청·홍피망을 함께 버무린다.
6. 오징어 속에 갈분을 뿌린 후 속을 넣고 찜기에 15분 정도 찐 뒤 완성한다.

3. 버섯잡채

재료

1. 돼지고기 40g, 버섯 25g(새송이, 느타리, 팽이), 당면 30g, 청양고추 10g
2. 야채간장 1작은술, 소금 0.3g, 청주 1작은술, 달걀 흰자 1개, 마늘, 전분 조금, 후추 약간

만드는 법

1. 당면은 불려 삶아 먹기 좋은 크기로 썰어 준다.
2. 돼지고기는 채를 썰어 달걀 흰자와 전분을 약간 넣어 버무린다.
3. 새송이, 느타리버섯은 채 썰고 팽이버섯은 밑둥을 제거하고 찢어준다.
4. 청양고추와 마늘을 다진다.
5. 팬에 돼지고기, 마늘을 볶다 청주를 넣고 당면과 버섯, 청양고추를 넣어 볶으면서 야채간장, 소금, 후추로 간하여 완성한다.

4. 마늘죽순조림

재료

1. 죽순 35g, 마늘 3.5g, 청양고추 1개, 곤약 10g
2. 소금 0.3g, 참기름 2.5g, 다시마 국물 1/2컵

만드는 법

1. 다시마 국물을 내고, 죽순은 끓는 물에 데쳐 마늘과 함께 편 썬다.
2. 납작한 곤약을 매작과 모양으로 만들어 데쳐 주고, 청양고추는 이쑤시개로 구멍을 뚫는다.
3. 냄비에 다시마 국물을 붓고 죽순, 곤약, 마늘, 청양고추를 넣고 졸이다가 소금과 참기름 넣어 간하여 완성한다.

Cook Tip 다시마 국물

1. 다시마 1장 (15g), 물 1.8L
2. 다시마는 적당한 크기로 잘라 지저분한 것을 제거 한 뒤 냄비에 물을 담고 다시마를 넣어 두었다가 약 불에 올려 오랫동안 서서히 끓인다.
3. 국물이 끓기 시작하면 잠시 후에 건져낸다.

5. 잡곡밥 210g
배추김치 30g

영양분석표	열량 (kcal)	탄수화물 (g)	단백질 (g)	지방 (g)	콜레스테롤 (mg)	나트륨 (mg)	칼륨 (mg)	칼슘 (mg)	인 (mg)	철분 (mg)
잡곡밥	304.5	63.0	6.3	2.7	0.0	10.5	167.3	11.1	223.5	1.4
아욱된장국	50.0	4.0	4.0	1.8	0.0	150.0	97.1	67.5	49.6	0.1
오징어순대	130.0	7.0	17.0	3.9	21.0	140.0	225.6	27.7	210.1	0.7
버섯잡채	253.3	30.5	11.1	8.0	23.1	1056.2	302.4	145.8	27.3	2.4
마늘죽순조림	21.0	4.2	0.7	0.2	0.0	33.3	46.1	11.9	12.8	0.2
배추김치	12.0	2.4	0.6	0.0	0.0	81.0	66.7	9.1	12.7	0.2
합계	770.8	111.1	39.7	16.6	44.1	1470.9	905.1	273.1	536.1	5.1

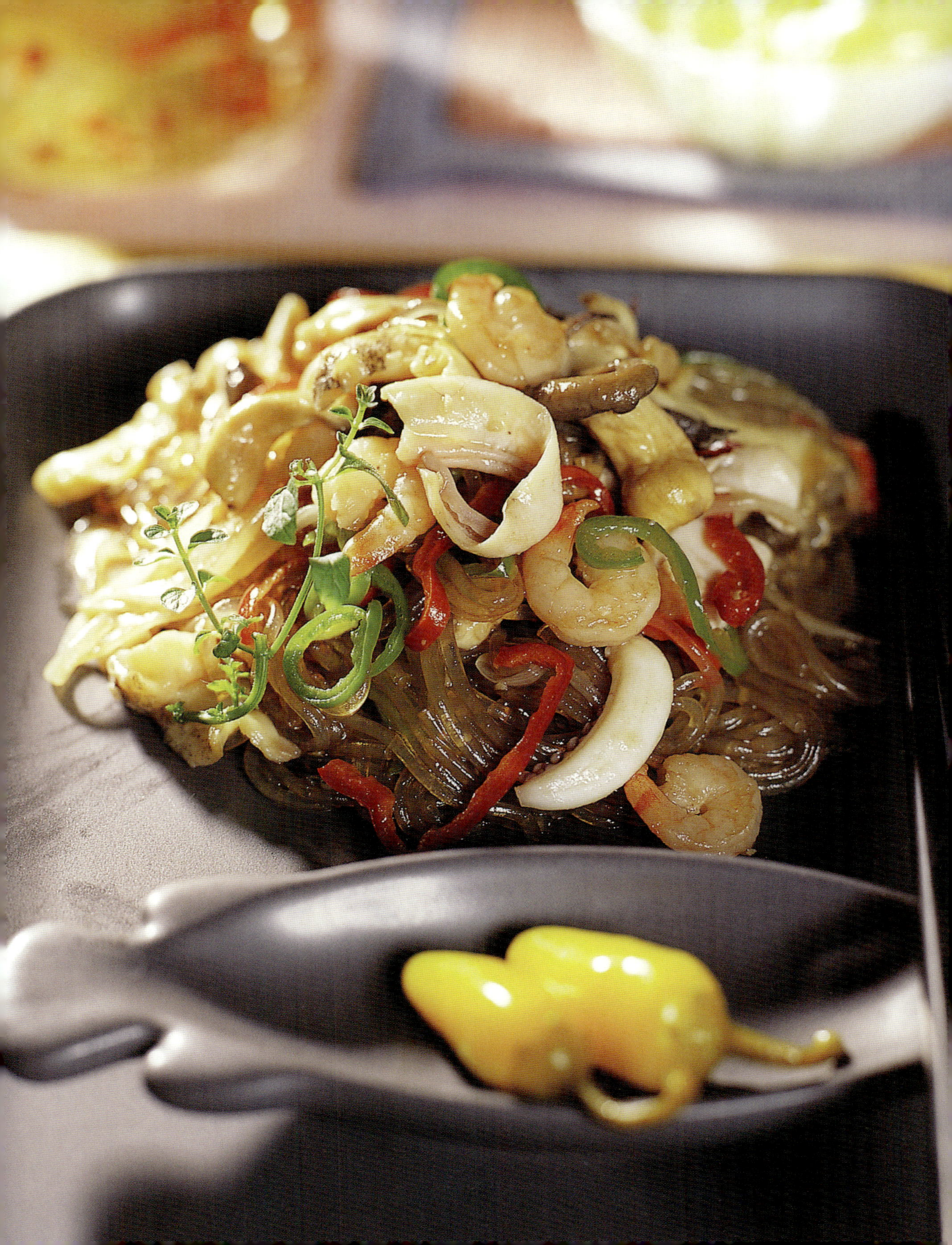

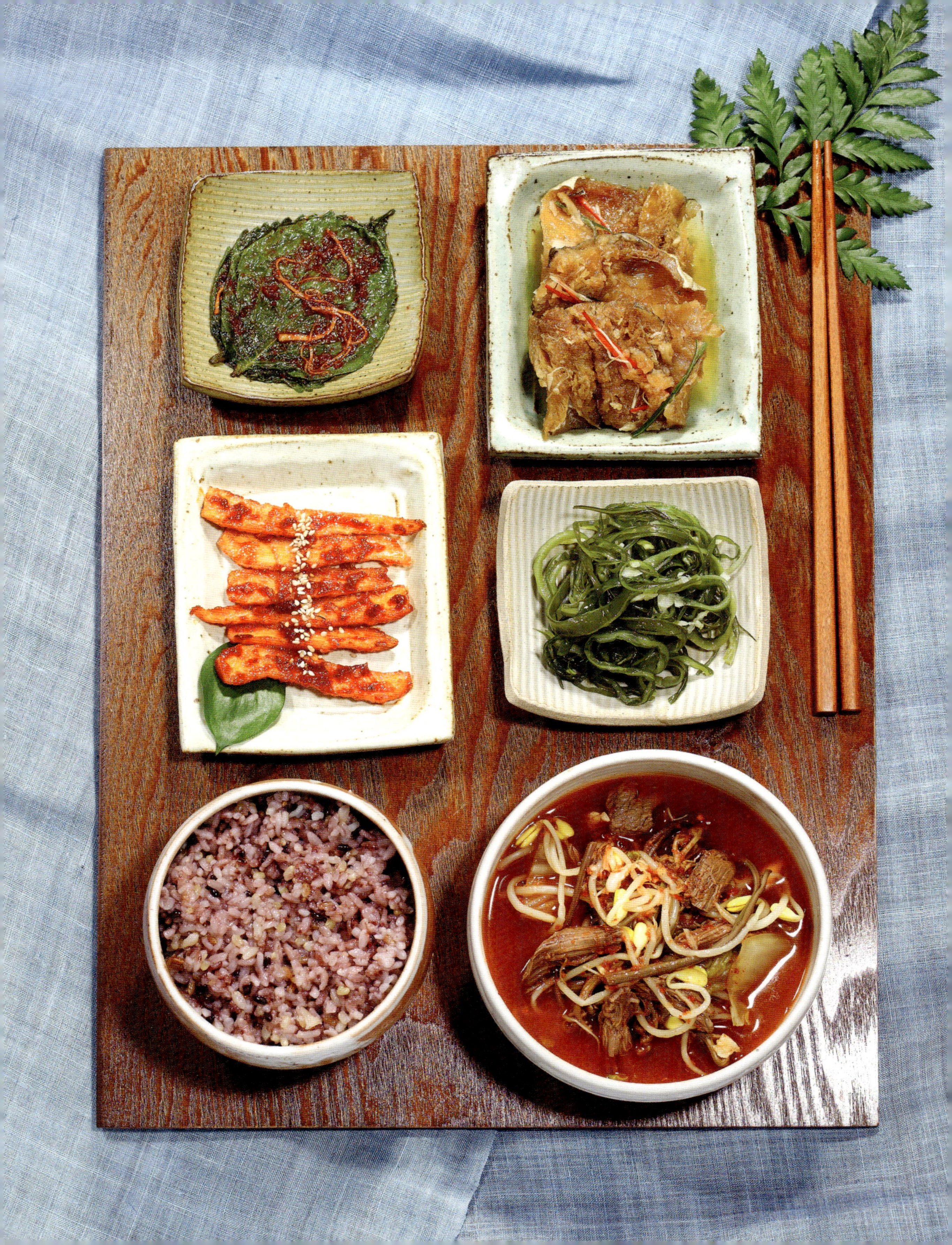

다섯째 날 저녁

1. 육개장

재료

1. 쇠고기 20g, 콩나물 5g, 고사리 5g, 단배추 5g
2. 간장 5g, 대파 10g, 고춧가루 5g, 쇠고기 육수 2컵, 다진 마늘

만드는 법

1. 고사리, 콩나물, 단배추는 싱싱한 것으로 준비해 데친 후 물기를 꼭 짠다.
2. 쇠고기는 찬물에 넣고 약불에 올려 오랫동안 서서히 끓여 육수를 만든다.
3. 육수를 낸 쇠고기는 건져 찢어 놓는다.
4. 쇠고기를 삶아서 우려낸 육수에 고사리, 콩나물, 단배추, 다진 마늘, 간장, 대파, 고춧가루를 넣고 끓여 완성한다.

2. 황태찜

재료

1. 불린 황태 50g, 실고추, 대파 채
2. 양념장 : 올리고당 2g, 다진 마늘 2g, 야채간장 1작은술, 다시마 국물 1/3컵, 다진 생강 약간

만드는 법

1. 냄비에 황태 깔고 분량의 양념장을 만들어 넣고 졸인다.
2. 졸인 황태 위에 실고추와 대파 채를 고명으로 끓여 완성한다.

Cook Tip 다시마 국물

1. 다시마 1장(15g), 물 1.8L
2. 다시마는 적당한 크기로 잘라 지저분한 것을 제거 한 뒤 냄비에 물을 담고 다시마를 넣어 두었다가 약 불에 올려 오랫동안 서서히 끓인다.
3. 국물이 끓기 시작하면 잠시 후에 건져낸다.

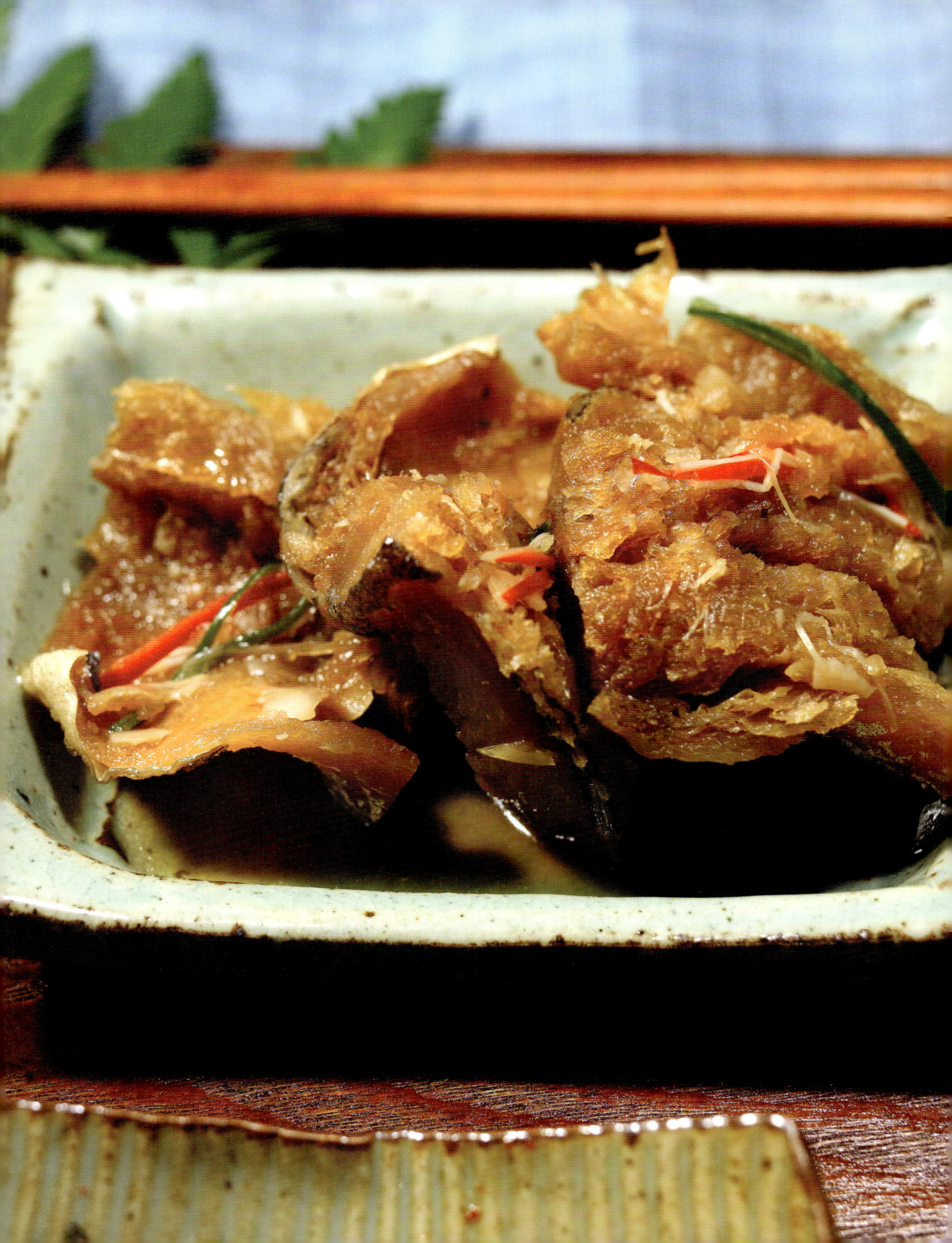

3. 더덕양념구이

재료

1. 더덕 50g
2. 양념: 고추장 1/4작은술, 올리고당 2g, 고운 고춧가루 1/2작은술, 깨소금 1g, 참기름 0.5g, 다진 파, 마늘, 물 약간

만드는 법

1. 더덕은 물에 담궈 쓴 맛을 제거하고 5cm 길이로 채 썰어 준다.
2. 분량의 양념장을 만들어 손질한 더덕에 발라 재운 다음 팬에 살짝 구워 완성한다.

4. 미역줄기볶음

재료

1. 미역줄기 20g
2. 파 2g, 마늘 1g, 깨소금 1g, 참기름 1g, 다시마 국물 1작은술

만드는 법

1. 미역줄기는 물에 담궈 주물러 씻어 소금기를 뺀다.
2. 소금기를 뺀 다음 미역줄기를 먹기 좋게 자른다.
3. 팬에 미역줄기를 볶다가 다시마 국물과 다진 파, 마늘 넣고 볶아주다 마지막에 깨소금, 참기름을 넣어 완성한다.

Cook Tip 다시마 국물

1. 다시마 1장 (15g), 물 1.8L
2. 다시마는 적당한 크기로 잘라 지저분한 것을 제거 한 뒤 냄비에 물을 담고 다시마를 넣어 두었다가 약 불에 올려 오랫동안 서서히 끓인다.
3. 국물이 끓기 시작하면 잠시 후에 건져낸다.

5. 잡곡밥 140g 깻잎김치 15g

영양분석표	열량 (kcal)	탄수화물 (g)	단백질 (g)	지방 (g)	콜레스테롤 (mg)	나트륨 (mg)	칼륨 (mg)	칼슘 (mg)	인 (mg)	철분 (mg)
잡곡밥	203.0	42.0	4.2	1.8	0.0	7.0	111.5	7.4	149.0	1.0
육개장	80.0	2.0	6.0	5.8	34.0	320.0	229.9	18.3	42.3	0.5
황태찜	55.0	1.5	12.0	0.0	3.5	115.0	99.1	52.7	96.8	0.3
더덕양념구이	70.0	14.5	2.0	0.5	0.0	195.0	90.7	12.3	42.8	0.5
미역줄기볶음	11.3	1.8	0.2	0.4	0.0	90.0	28.1	11.9	4.1	0.6
깻잎김치	6.0	0.9	0.3	0.1	0.0	52.5	35.6	11.1	7.5	0.1
합계	425.3	62.7	24.7	8.6	37.5	779.5	594.8	113.7	342.5	3.0

힐링레시피

당뇨병 상식 5

올바른 식사 방법

① 본인에게 알맞은 양을 처방받고 각 식품군별로 섭취해야 하는 양을 인지한다.

② 식사시간은 될 수 있으면 매일 일정한 시간에 알맞은 양으로 섭취하도록 한다.

③ 매 끼니 식사의 양은 비슷하게 배분하여 일정한 양이 체내에 들어가도록 한다.

④ 설탕이나 꿀, 사탕, 음료수 등 단순당의 섭취는 혈당상승을 촉진시키는 원인이 되므로 저혈당시 응급처치법으로 사용하는 것 외에는 단순당의 섭취를 주의한다.

⑤ 곡류군과 과일군의 경우 간식으로 과다하게 섭취하여 혈당 조절을 어렵게 하는 경우가 많으므로 섭취에 주의한다.

⑥ 식이섬유소를 적절히 섭취하여 혈당과 혈중지질의 농도를 낮추고 합병증을 예방하도록 한다.

⑦ 과다한 소금 섭취는 혈압을 상승시키고 합병증을 야기시킬수 있으므로 싱겁게 음식을 섭취하도록 하고 국을 먹을 때는 건더기 위주로, 채소는 생채소로, 음식의 간은 먹기 직전에 바로 해서 먹는 것이 소금의 섭취를 줄일 수 있는 방법이다.

⑧ 술은 영양소는 전혀 포함되어 있지 않으면서 열량만을 높여 체내 중성지방을 높이는 원인이 되므로 피하는 것이 좋다.

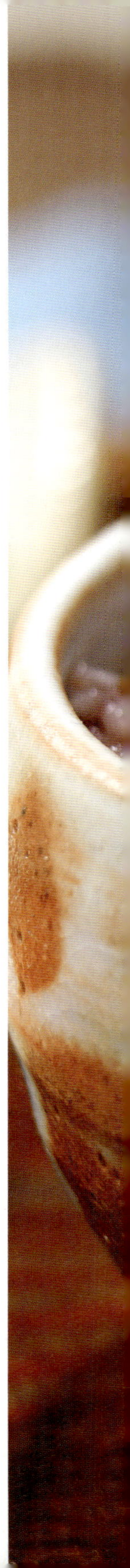

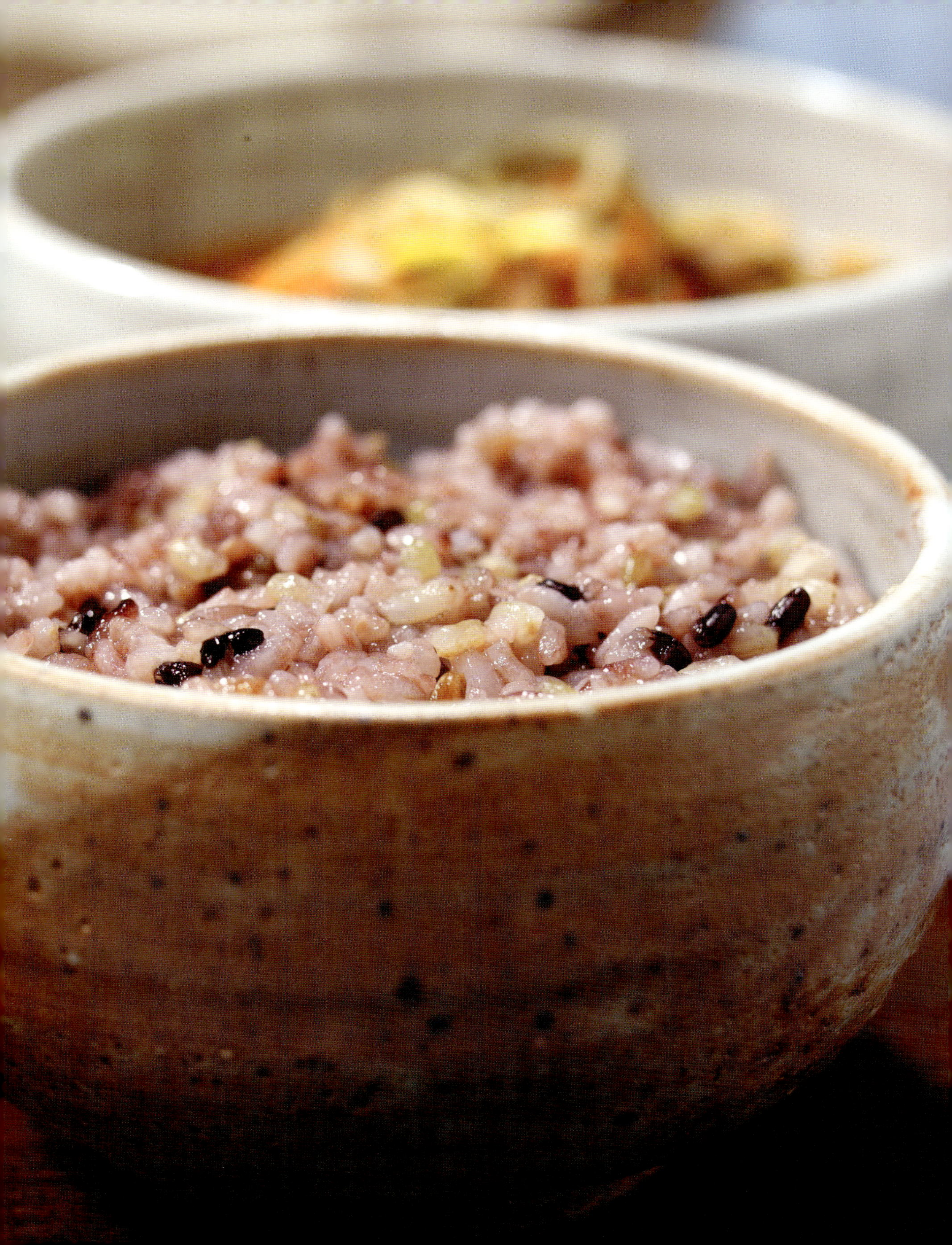

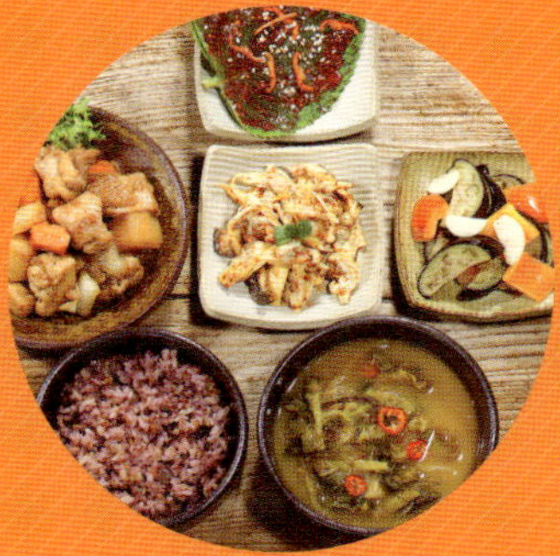 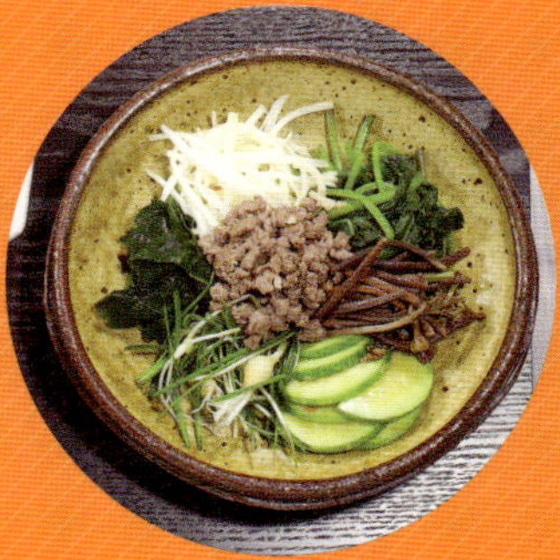 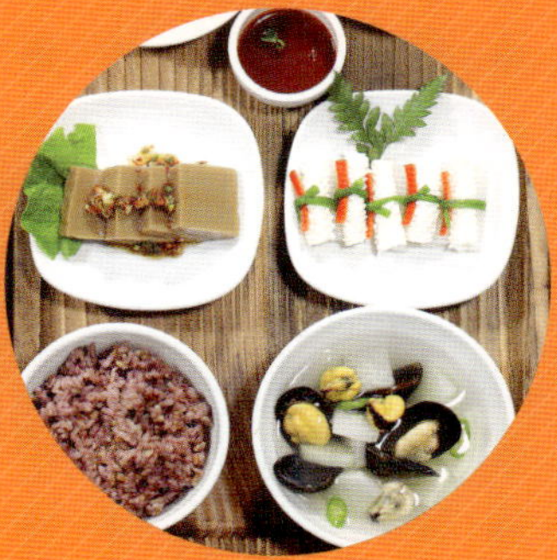

Healing Recipe

"Diabetes Mellitus"

여섯째 날

아침*

시래기국
닭조림
조갯살버섯무침
가지파프리카볶음
잡곡밥 · 깻잎김치

점심*

문경산채비빔밥
오미자물김치
잡곡밥

저녁*

홍합무국
오징어미나리강회
도토리묵무침
부추잡채
잡곡밥 · 배추김치

하루 섭취량	열량 (kcal)	탄수화물 (g)	단백질 (g)	지방 (g)	콜레스테롤 (mg)	나트륨 (mg)	칼륨 (mg)	칼슘 (mg)	인 (mg)	철분 (mg)
아 침	402.2	63.2	22.9	7.7	14.1	738.5	803.7	200.7	321.3	5.6
점 심	771.8	146.2	26.1	14.0	13.2	665.0	4462.8	395.7	581.7	10.7
저 녁	413.8	78.8	15.0	4.0	82.9	842.1	625.3	177.8	253.2	5.7
합 계	1587.8	288.2	63.9	25.7	110.2	2245.6	5891.9	774.2	1156.2	22.0

여섯째 날 아침

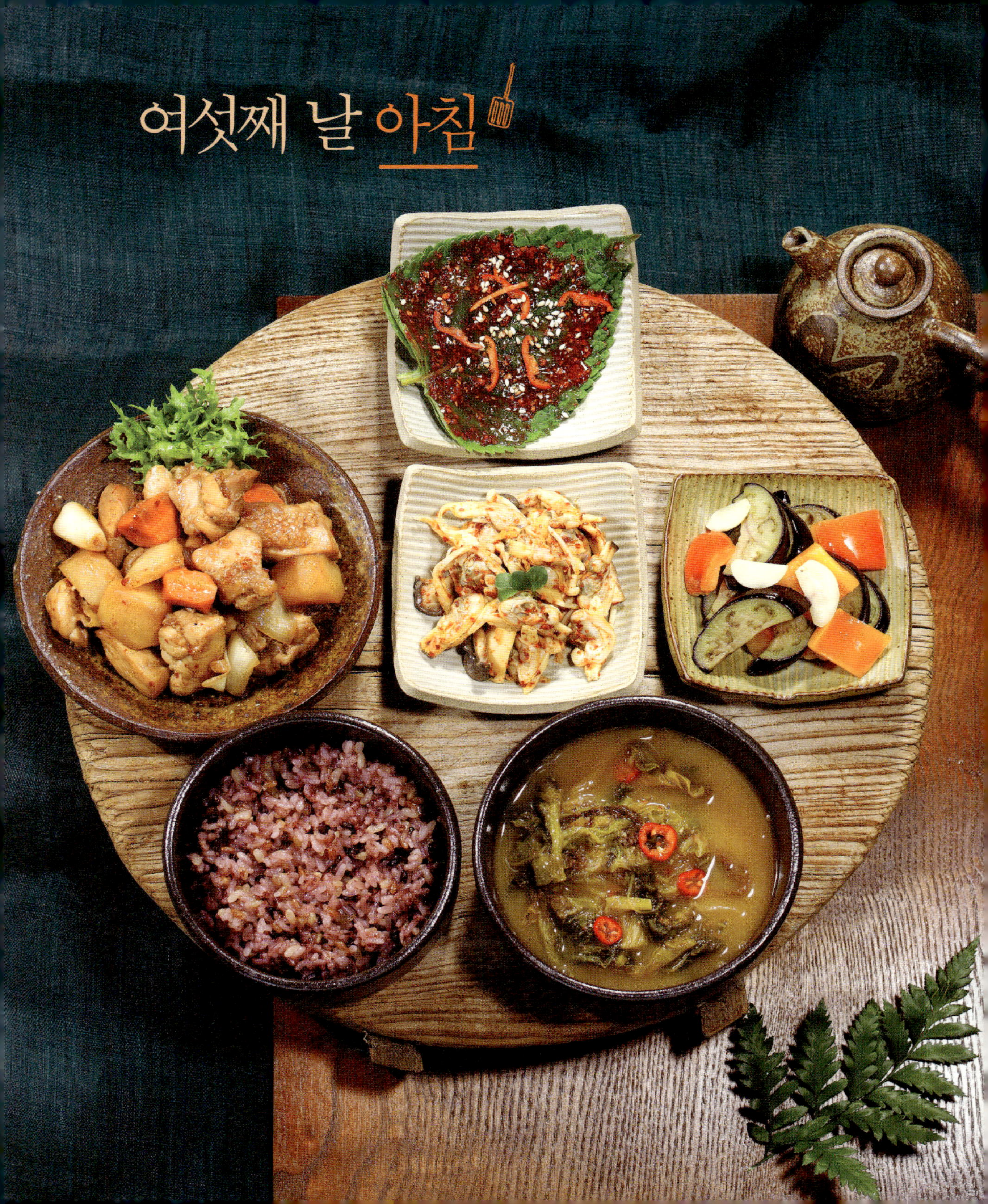

1. 시래기국

재료

1. 시래기 35g, 청양고추 3g
2. 마늘 2g, 된장 1/4작은술, 고춧가루 1g, 다진 파
3. 육수 : 멸치 5마리, 다시마(5x5cm) 1장, 물 2컵

만드는 법

1. 육수 내는 법(Cook Tip)을 참고하여 멸치 다시마 육수를 준비한다.
2. 시래기는 삶아 껍질을 벗기고 5cm 길이로 썬다.
3. 파, 마늘, 된장, 고춧가루를 시래기에 넣고 버무린 다음 멸치 다시마 육수를 넣고 은근히 끓여 완성한다.

Cook Tip 멸치 다시마 육수

1. 다시마(10x10cm) 2장, 멸치 2컵, 물 2L
2. 멸치는 내장을 제거하고, 살짝 마른 팬에 볶아 수분을 날리고 물에 다시마, 멸치를 넣고 끓이다가 다시마는 끓으면 건져내고, 나머지는 10분 정도 끓여 걸러 사용한다.

2. 닭조림

재료

1. 닭가슴살 40g, 양파 20g, 감자 10g, 당근 20g, 풋고추, 대파
2. 다진 마늘 5g, 생강 1g, 소금 0.5g, 야채간장 3작은술, 고춧가루 1작은술
3. 다시마 국물 1컵

만드는 법

1. 야채들(양파, 감자, 당근)은 큼직하게 썰어 준비한다.
2. 닭가슴살은 먹기 좋게 썰어 준다. 풋고추, 대파는 어슷 썬다.
3. 닭가슴살은 기름 없이 지지고 다시마 국물과 양념 반을 넣고 끓이다가 야채와 나머지 양념을 모두 넣고 조려 완성한다.

Cook Tip 다시마 국물

1. 다시마 1장(15g), 물 1.8L
2. 다시마는 적당한 크기로 잘라 지저분한 것을 제거 한 뒤 냄비에 물을 담고 다시마를 넣어 두었다가 약 불에 올려 오랫동안 서서히 끓인다.
3. 국물이 끓기 시작하면 잠시 후에 건져낸다.

3. 조갯살버섯무침

재료

1. 조갯살 20g, 팽이버섯 20g, 새송이버섯 20g, 느타리버섯 20g
2. 다진 마늘, 고춧가루, 올리고당

만드는 법

1. 조갯살은 깨끗이 손질한 후 데쳐낸다.
2. 팽이버섯은 밑동을 잘라내고 새송이버섯은 채썰고 느타리버섯은 찢는 후 데쳐낸다.
3. 데친 조갯살, 버섯에 고춧가루, 마늘, 올리고당을 넣어 무쳐 완성한다.

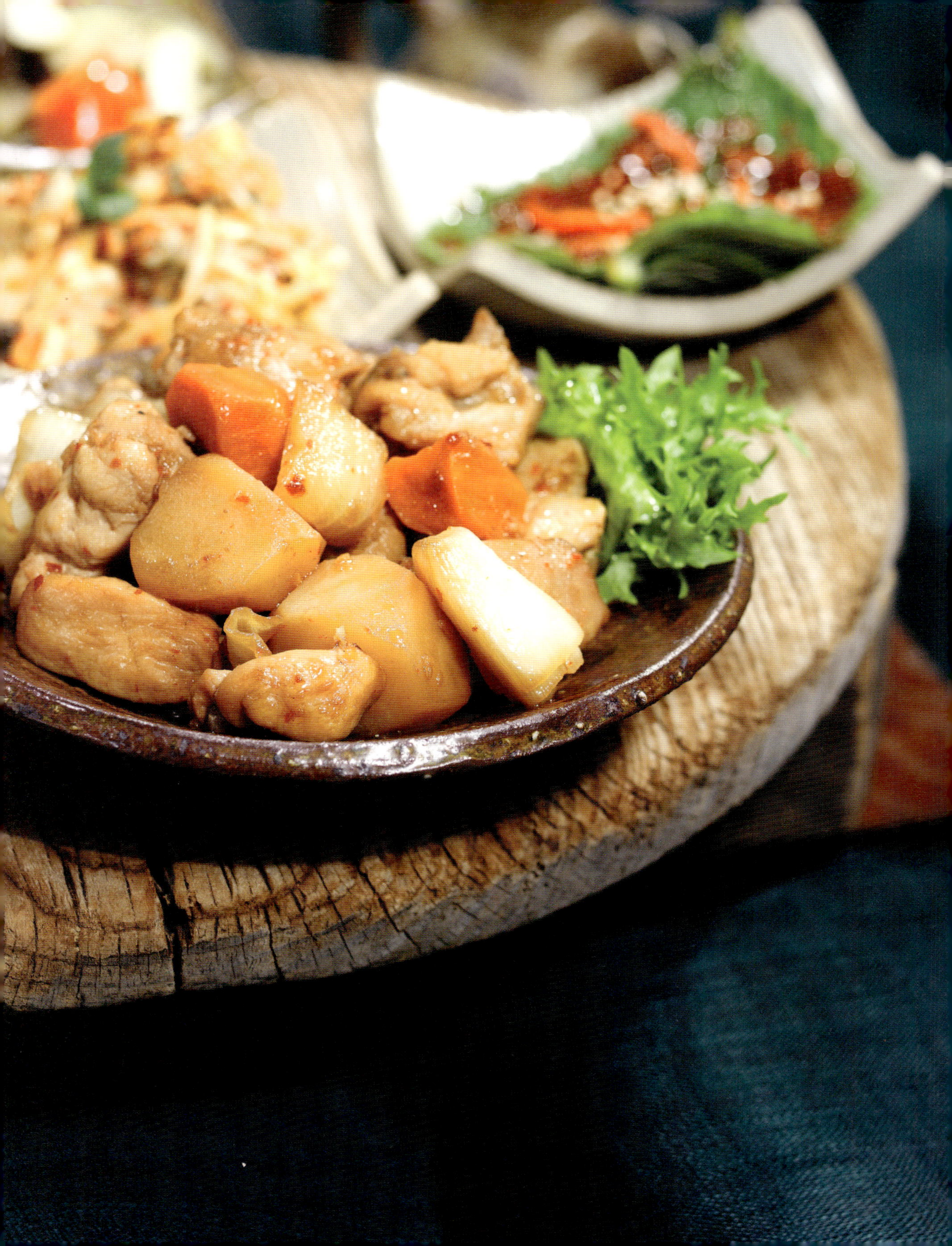

4. 가지파프리카 볶음

재료

1. 가지 35g, 황·홍 파프리카 35g, 마늘 1톨
2. 올리브 오일 1g, 참기름 1g, 통깨 1g, 소금 0.3g

만드는 법

1. 가지는 반 잘라 어슷하게 썰고 파프리카는 먹기 좋은 크기로 썬다.
2. 마늘은 편 썬다.
3. 팬에 올리브오일을 두르고 마늘, 가지, 파프리카를 넣고 볶다가 소금으로 간하고 참기름, 통깨를 넣어 완성한다.

5. 잡곡밥 140g 깻잎김치 15g

영양분석표	열량 (kcal)	탄수화물 (g)	단백질 (g)	지방 (g)	콜레스테롤 (mg)	나트륨 (mg)	칼륨 (mg)	칼슘 (mg)	인 (mg)	철분 (mg)
잡곡밥	203.0	42.0	4.2	1.8	0.0	7.0	111.5	7.4	149.0	1.0
시래기국	30.0	4.0	1.8	1.4	0.0	180.0	112.3	66.9	40.4	0.9
닭조림	73.5	4.9	11.2	1.1	5.6	140.0	144.1	6.7	69.8	0.0
조갯살버섯무침	46.5	7.3	4.2	0.6	8.5	203.6	209.8	73.0	26.3	3.0
가지파프리카복음	37.2	3.2	0.9	2.6	0.0	102.9	154.8	24.5	20.7	0.4
깻잎김치	12.0	1.8	0.6	0.2	0.0	105.0	71.2	22.3	15.1	0.2
합계	402.2	63.2	22.9	7.7	14.1	738.5	803.7	200.7	321.3	5.6

여섯째 날 점심

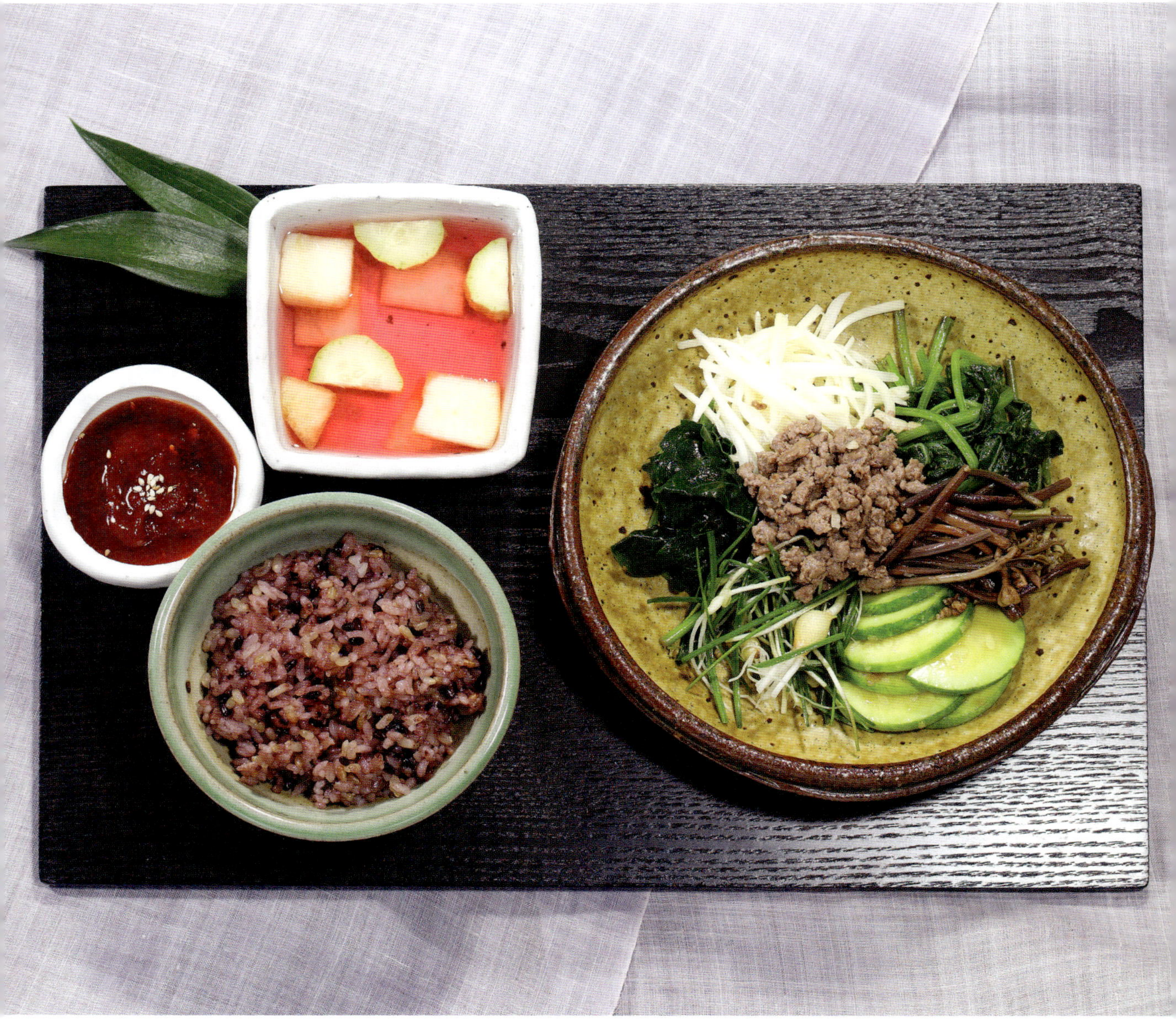

1. 문경산채비빔밥

재료

1 고사리 30g, 곤드레 30g, 곰취 30g, 애호박 30g, 도라지 30g, 달래 30g, 취나물 30g, 다진 쇠고기 10g
2 간장 1/4작은술, 참기름 3g, 깨소금 2g, 고추장 5g, 새우젓 0.5g, 다진 마늘

만드는 법

1 고사리, 곤드레, 곰취, 달래, 취나물은 데쳐 깨끗이 헹궈 물기를 꼭 짠 후 간장, 마늘, 깨소금으로 무친다.
2 도라지는 껍질을 까고 찬물에 담궈 쓴맛을 제거하고 채 썰어 볶아준다.
3 애호박은 반달크기로 채썬 후 새우젓으로 간하여 볶아준다.
4 약고추장은 다진 쇠고기(15g)에 고추장을 넣고 참기름을 두른 팬에 볶아낸다.
5 남은 다진 쇠고기(15g)는 팬에 참기름을 두르고 볶아 고명으로 사용한다.
6 조리 된 음식을 비빔밥 그릇에 보기 좋게 담아내고 약고추장을 종지에 담아 함께 낸다.

2. 오미자물김치

재료

1 배 1개, 사과 1개, 가시오이 1개, 오미자 원액, 물, 올리고당, 식초, 레몬과즙, 비트 적당량

만드는 법

1 배, 사과, 가시오이는 사각썰기하고 비트는 채썬다.
2 물에 오미자즙, 올리고당, 식초, 레몬과즙을 넣고 1 을 넣고 완성한다.

3. 잡곡밥 210g

영양분석표	열량 (kcal)	탄수화물 (g)	단백질 (g)	지방 (g)	콜레스테롤 (mg)	나트륨 (mg)	칼륨 (mg)	칼슘 (mg)	인 (mg)	철분 (mg)
잡곡밥	304.5	63.0	6.3	2.7	0.0	10.5	167.3	11.1	223.5	1.4
문경산채비빔밥	452.3	80.7	19.8	10.8	13.2	654.5	4295.3	383.2	357.1	9.2
오미자물김치	15.0	2.5	0.0	0.5	0.0	0.0	0.3	1.3	1.1	0.0
합계	771.8	146.2	26.1	14.0	13.2	665.0	4462.8	395.7	581.7	10.7

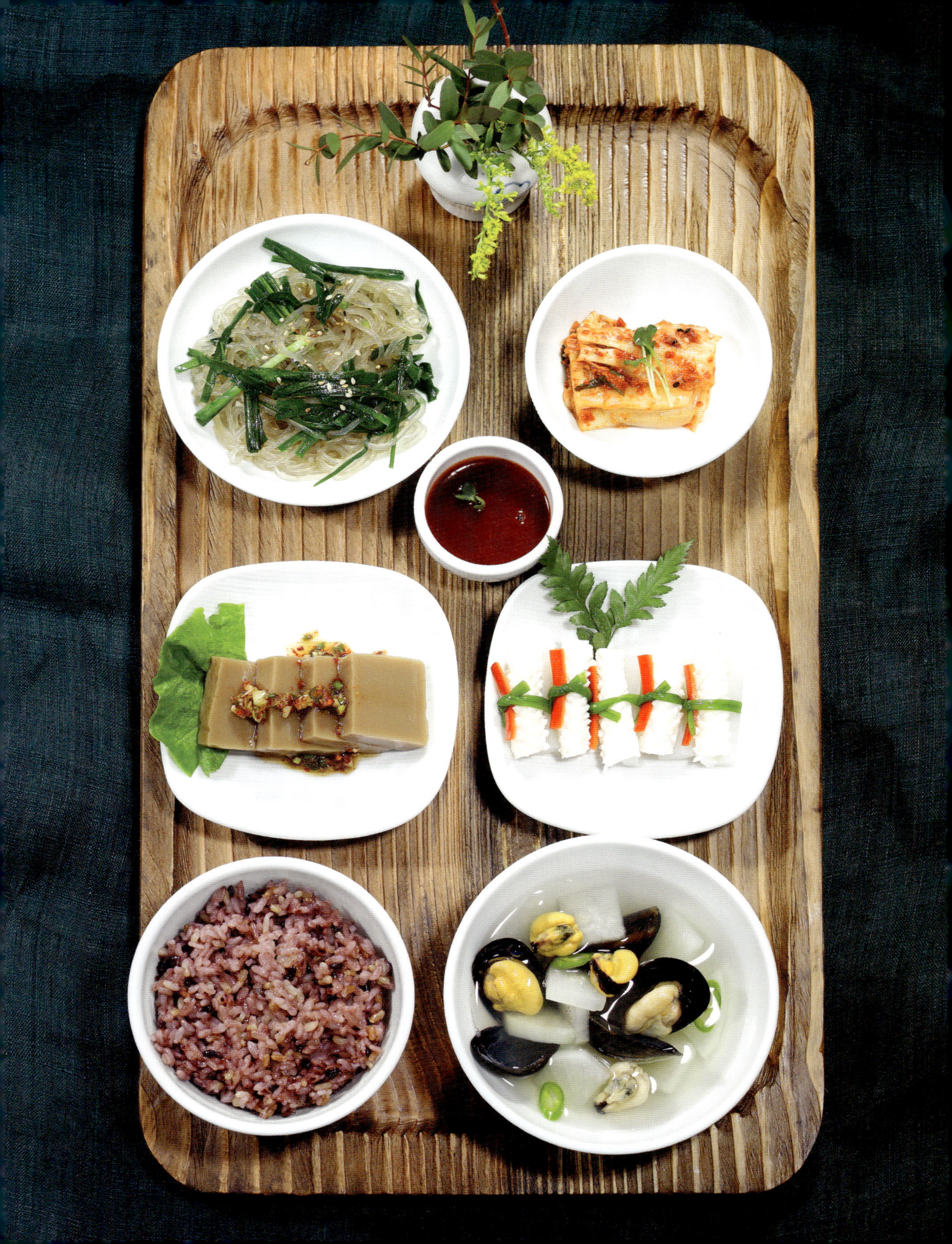

여섯째 날 저녁

1. 홍합무국

재료

1. 홍합 35g, 무 15g, 실파 약간
2. 소금 1g, 야채간장 1작은술, 청양고추 3g, 다시마 국물 1.5컵

만드는 법

1. 육수 내는 법(Cook Tip)을 참고하여 다시마 국물을 준비한다.
2. 무는 2x2x0.2cm 크기로 썰고 실파는 송송 썬다.
3. 다시마 국물에 무, 홍합을 넣고 끓이다가 야채간장, 소금, 청양고추를 넣어 끓인다.
4. 한소끔 끓으면 실파를 넣고 완성한다.

Cook Tip 다시마 국물

1. 다시마 1장 (15g), 물 1.8L
2. 다시마는 적당한 크기로 잘라 지저분한 것을 제거 한 뒤 냄비에 물을 담고 다시마를 넣어 두었다가 약 불에 올려 오랫동안 서서히 끓인다.
3. 국물이 끓기 시작하면 잠시 후에 건져낸다.

2. 오징어 미나리강회

재료

1. 오징어 40g, 미나리 20g, 곤약 20g, 홍고추 5g
2. 초고추장 : 고추장 1/4작은술, 사과 즙 1/4작은술, 식초 1/3작은술, 올리고당 1g

만드는 법

1. 오징어는 껍질을 벗겨 내장 쪽에 X모양으로 칼집을 넣어 1X4cm로 썰어 데친다.
2. 홍고추는 3X0.5cm로 썰고 곤약은 1X3X0.3cm 썰어 데친다.
3. 미나리도 데친다.
4. 오징어와 홍고추, 곤약을 미나리로 감고 분량의 초고추장을 만들어 곁들여 완성한다.

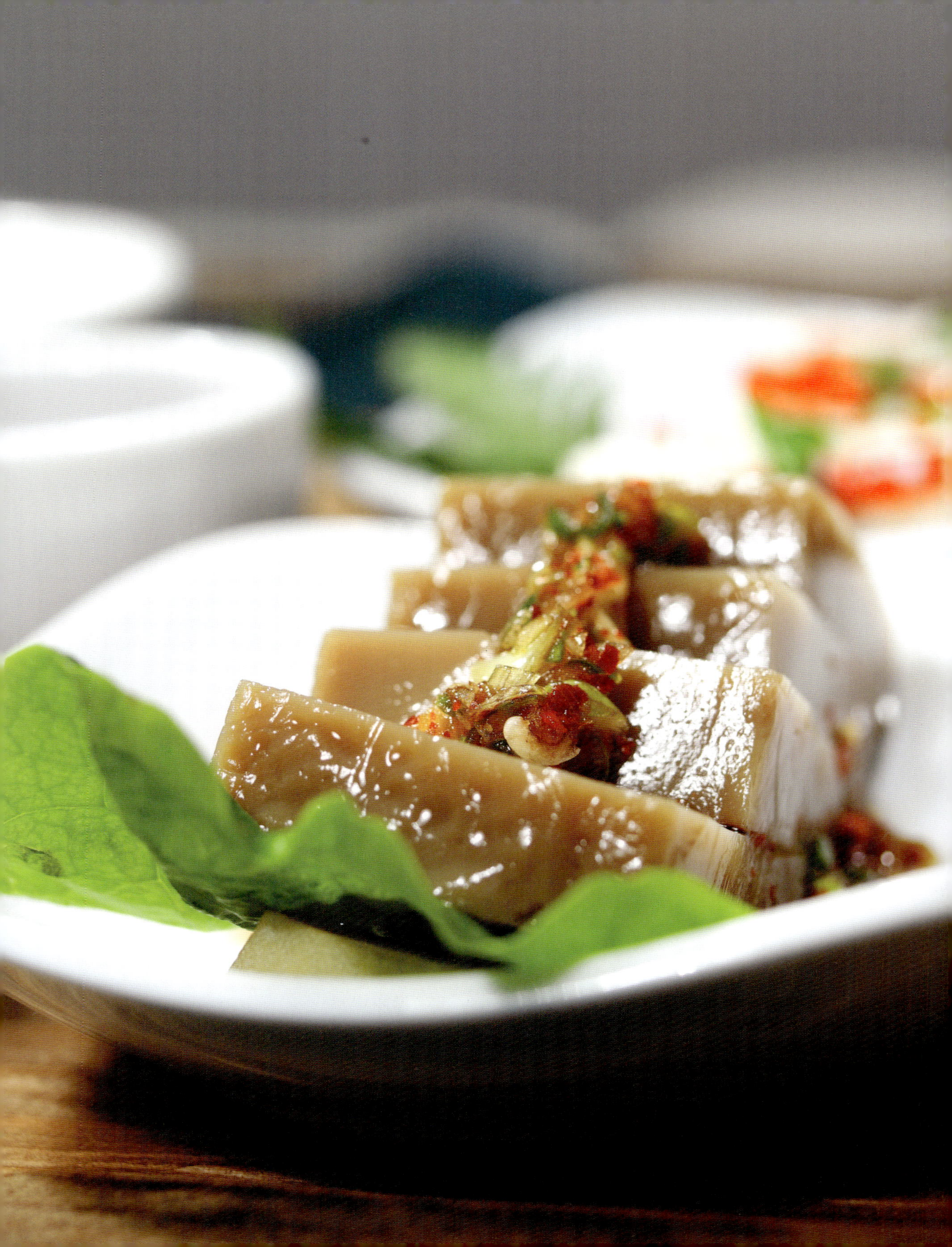

3. 도토리묵무침

재료

1 도토리 묵 100g
2 양념장 : 국간장 1작은술, 고춧가루 1/2작은술, 다진 파 2g, 마늘 1g, 참기름 2.5g, 다진 풋고추 2g

만드는 법

1 묵은 먹기 좋은 크기로 자른다.
2 분량의 양념장을 만들어 묵에 끼얹어 완성한다.

4. 부추잡채

재료

1 부추 15g, 당면 15g, 청양고추 5g, 마늘 1g
2 참기름 1.5g, 야채간장 1작은술, 소금 0.3g, 통깨 1g

만드는 법

1 부추는 4~5cm 크기로 썬다.
2 당면은 불려 삶아 먹기 좋게 자른다.
3 청양고추, 마늘은 다진다.
4 팬에 당면→야채간장→부추를 넣고 볶다가 다진 마늘, 청양고추, 참기름, 소금을 넣어 마무리하고 통깨를 뿌려 완성한다.

5. 잡곡밥 140g 배추김치 30g

영양분석표	열량 (kcal)	탄수화물 (g)	단백질 (g)	지방 (g)	콜레스테롤 (mg)	나트륨 (mg)	칼륨 (mg)	칼슘 (mg)	인 (mg)	철분 (mg)
잡곡밥	203.0	42.0	4.2	1.8	0.0	7.0	111.5	7.4	149.0	1.0
홍합무국	50.0	10.0	2.0	0.0	0.0	400.0	106.5	28.9	59.6	1.6
오징어미나리강회	59.8	6.2	7.4	0.5	82.1	196.1	243.1	107.6	14.6	2.3
도토리묵무침	65.0	15.0	0.0	0.7	0.0	130.0	38.7	10.5	4.9	0.4
부추잡채	24.0	3.2	0.8	1.0	0.8	28.0	58.8	14.4	12.3	0.3
배추김치	12.0	2.4	0.6	0.0	0.0	81.0	66.7	9.1	12.7	0.2
합계	413.8	78.8	15.0	4.0	82.9	842.1	625.3	177.8	253.2	5.7

힐링레시피

당뇨병 상식 6

저혈당이란?

저혈당은 정해진 시간에 식사를 하지 않았거나 평소보다 운동량이 많을 경우, 또는 실수로 인슐린 주사나 경구혈당강하제를 많이 사용한 경우에 나타난다. 저혈당이 되면 온 몸이 떨리는 느낌이 있고 기운이 없으며 식은 땀이 나고 심장이 뛰며 불안하고 입술 주위나 손끝이 저리는 등의 증상이 나타난다.

저혈당의 대처

저혈당 증상이 나타나거나 혈당 측정 결과 60mg/dl 이하가 나왔다면 혈당을 약 45mg/dl 만 높이는 것이 적당하다.

1단계 : 당분 15g 정도를 섭취

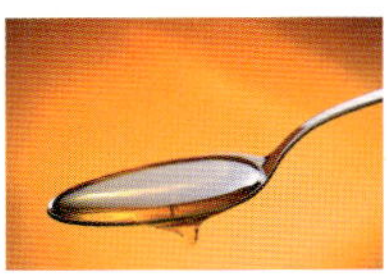

꿀 1숟가락

=

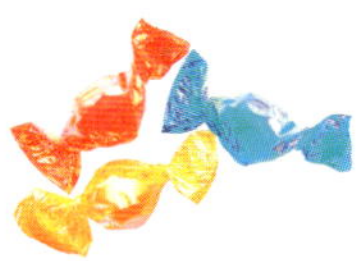

사탕 3알

=

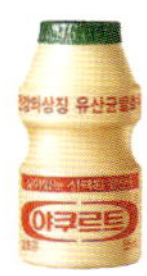

요구르트 1개

=

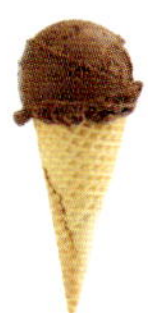

아이스크림 1/2개

=

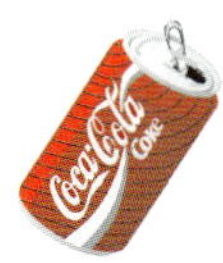

콜라 1/2컵

2단계 : 당분 15g 정도 식품을 섭취한 후 15분 정도 휴식을 취했다가 혈당을 측정해 저혈당이 호전되지 않았으면 다시 같은 양의 대처식품을 섭취

3단계 : 3회 이상 대처식품을 섭취해도 저혈당이 지속되면 병원을 방문

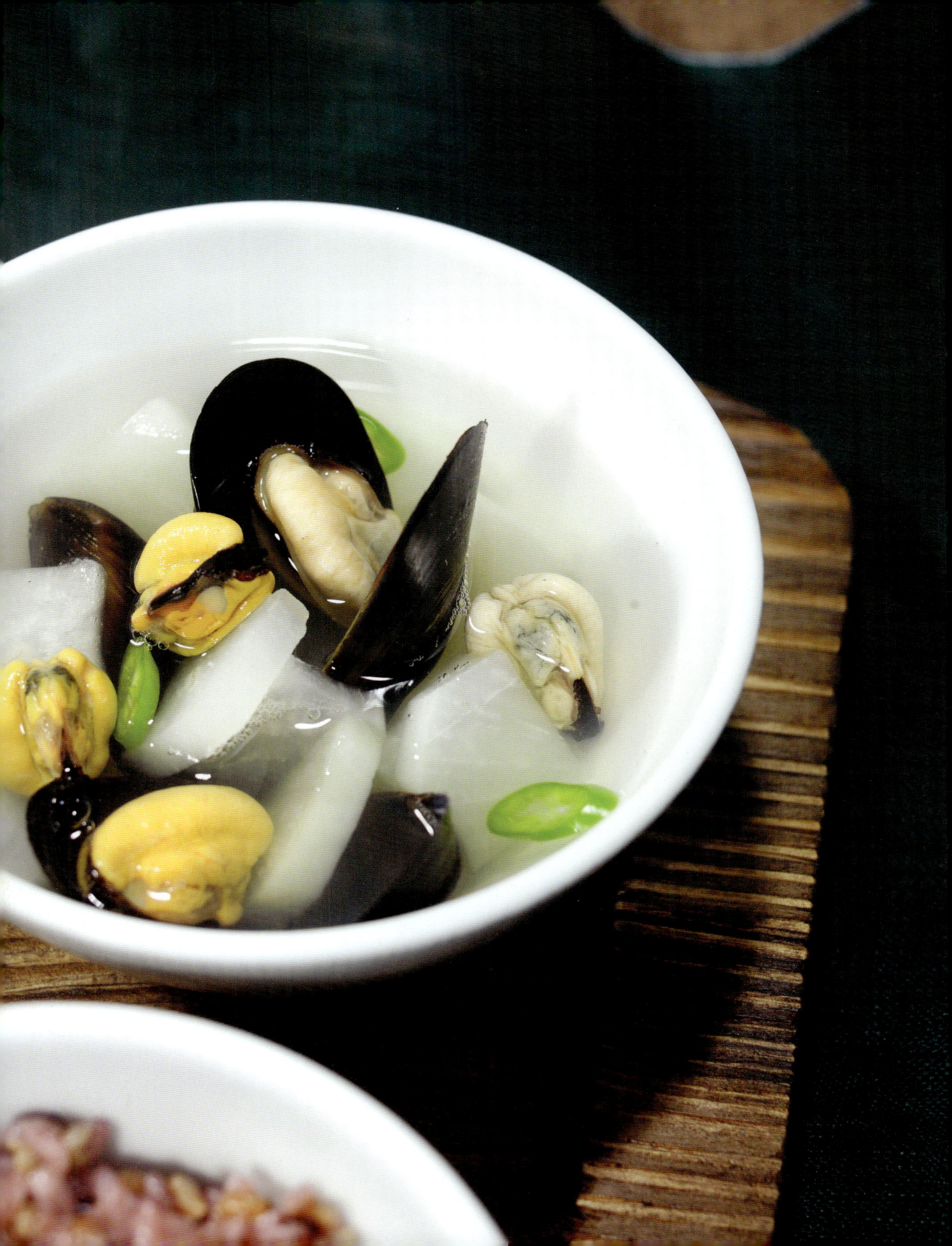

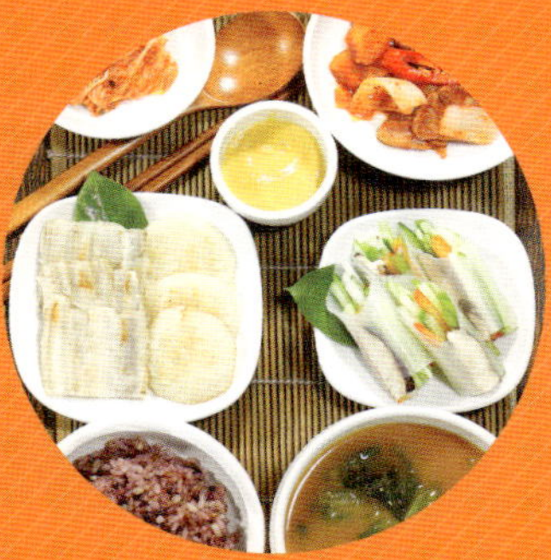 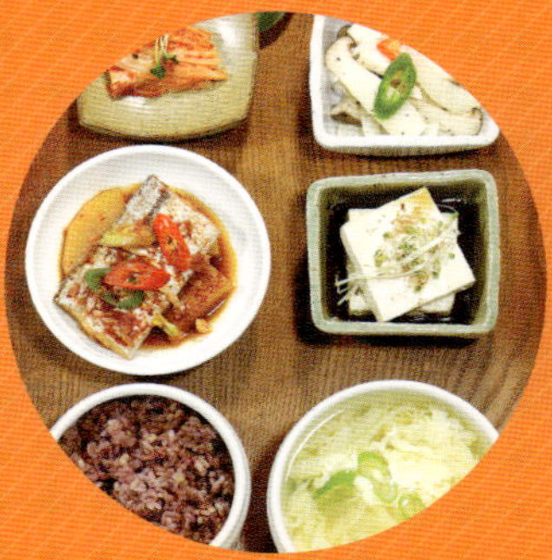 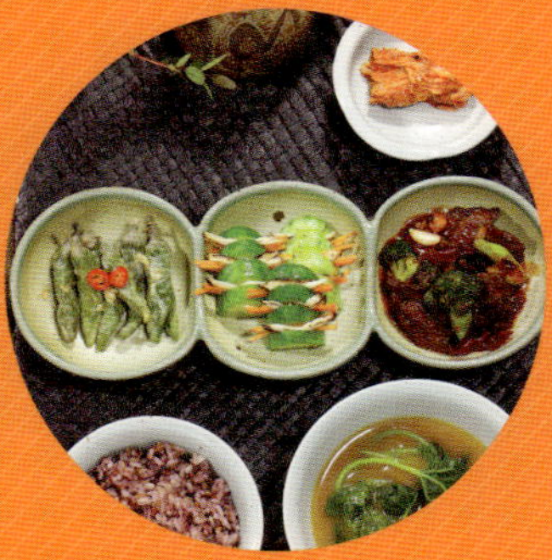

Healing Recipe

"Diabetes Mellitus"

힐링레시피
당뇨병편

일곱째 날

아침*

얼갈이된장국
돼지고기생강조림
월남쌈
우엉마전
잡곡밥·배추김치

점심*

계란파국
갈치무조림
새송이버섯볶음
두부메밀싹샐러드
잡곡밥·배추김치

저녁*

취나물토장국
쇠고기브로콜리조림
고추찜
오이선
잡곡밥·배추김치

하루 섭취량	열량 (kcal)	탄수화물 (g)	단백질 (g)	지방 (g)	콜레스테롤 (mg)	나트륨 (mg)	칼륨 (mg)	칼슘 (mg)	인 (mg)	철분 (mg)
아 침	629.0	103.4	19.7	14.7	12.2	733.0	667.2	127.2	395.5	4.0
점 심	568.2	82.3	28.4	15.0	42.0	690.4	930.5	212.9	466.9	5.3
저 녁	380.5	68.4	15.9	5.6	0.7	599.6	888.4	159.1	359.7	4.2
합 계	1577.6	254.0	64.0	35.3	54.9	2022.9	2486.0	499.2	1222.1	13.4

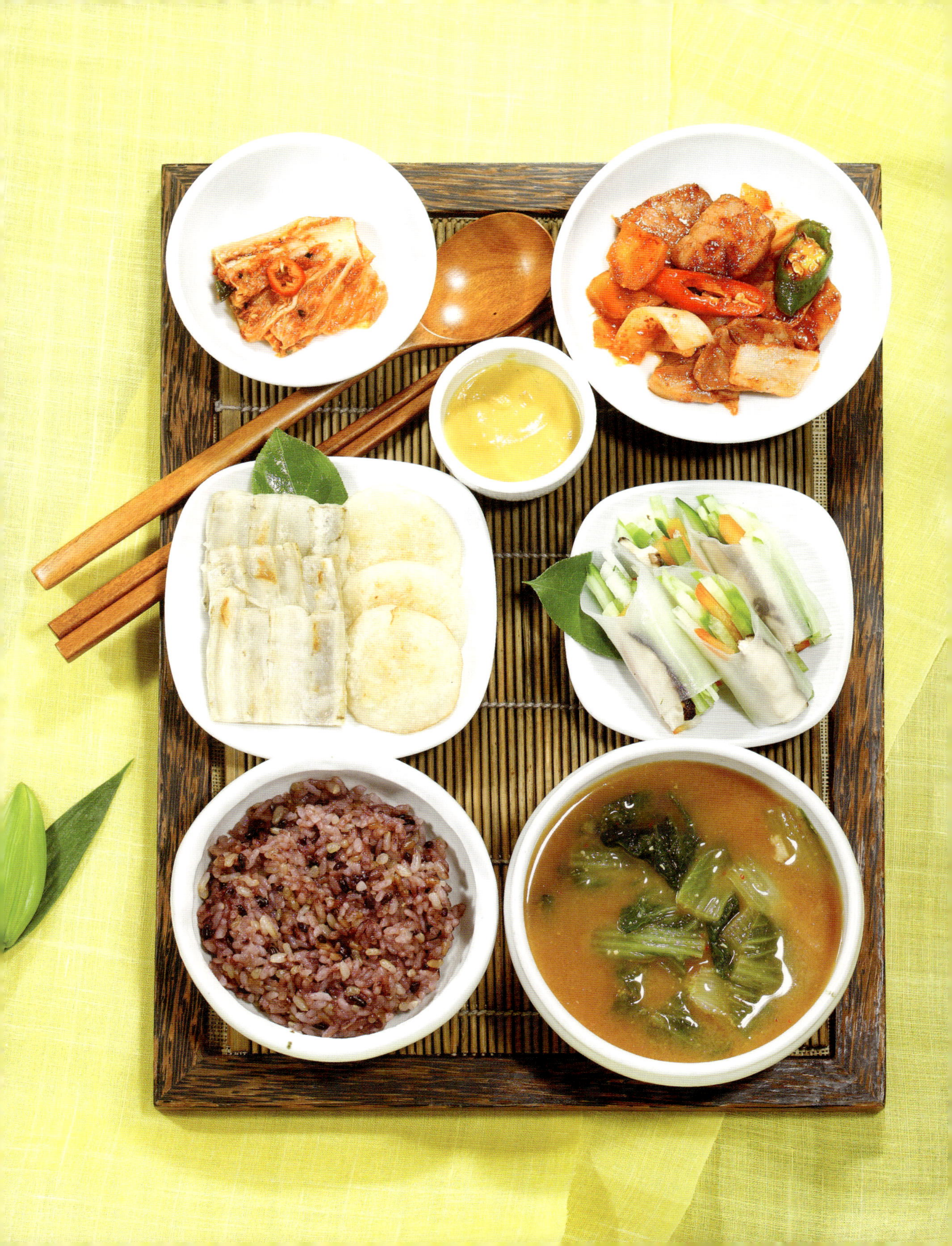

일곱째 날 아침

1. 얼갈이된장국

재료

1. 얼갈이 배추 35g, 홍고추 2g, 고춧가루 1g, 된장 1/4작은술, 대파, 마늘, 산초가루 약간
2. 육수 : 멸치 3마리, 다시마(5x5cm) 1장, 건새우 3마리, 물 2컵

만드는 법

1. 멸치, 다시마, 건새우로 육수를 낸다.
2. 얼갈이 배추는 데쳐 먹기 좋은 크기로 잘라 고춧가루, 된장, 마늘로 무친다.
3. 홍고추는 송송 썰고, 대파는 어슷 썬다.
4. 육수에 무친 얼갈이 배추를 넣고 끓이다 홍고추, 대파를 넣고 끓이다가 산초 가루를 약간 넣어 완성한다.

2. 돼지고기 생강조림

재료

1. 돼지고기 75g, 생강 5g
2. 다진 마늘 1/2큰술, 다진 생강 1/4작은술, 올리고당 3g, 고추장 1/2작은술, 정종 1작은술, 고운 고춧가루 1g

만드는 법

1. 돼지고기는 흐르는 물에 담궈 핏물을 제거한다.
2. 생강은 얇게 편썬다.
3. 돼지고기에 정종, 다진 생강, 다진 마늘, 올리고당, 고추장을 넣고 양념한다.
4. 팬에 양념한 돼지고기를 넣고 볶다 고기가 익으면 편썬 생강, 고운 고춧가루를 넣고 볶아 완성한다.

3. 월남쌈

재료

1. 라이스페이퍼 3장, 표고버섯 20g, 청피망 10g, 홍피망 10g, 오이 20g, 양배추 20g
2. 소스 : 간장 1작은술, 레몬즙 2g, 다진 청·홍고추, 연겨자, 식초, 마늘, 올리고당

만드는 법

1. 청·홍피망, 양배추, 표고버섯은 가늘게 채 썰어 물기를 완전히 빼준다.
2. 오이는 돌려 깎아 채 썰어 준다.
3. 60℃ 정도의 미지근한 물에 라이스페이퍼를 넣고 부드럽게 되면 갖은 야채를 넣고 돌돌 말아준다.
4. 분량의 소스를 만들어 월남쌈과 함께 낸다.

4. 우엉마전

재료

1. 우엉 40g, 마 50g
2. 소금 0.1g, 밀가루 2작은술, 식용유 1g, 다시마 국물 1작은술

만드는 법

1. 우엉은 껍질을 벗기고 어슷하게 썰어 끓는 물에 식초를 넣고 데쳐 체에 건져 식힌다.
2. 마는 껍질을 벗기고 강판에 갈아 밀가루 1작은술과 섞는다.
3. 밀가루, 다시마 국물을 1작은술 씩 섞어 소금으로 간해 우엉에 묻힌다.
4. 우엉과 마를 팬에 기름을 두르고 구워 완성한다.

Cook Tip 다시마 국물

1. 다시마 1장 (15g), 물 1.8L
2. 다시마는 적당한 크기로 잘라 지저분한 것을 제거한 뒤 냄비에 물을 담고 다시마를 넣어 두었다가 약 불에 올려 오랫동안 서서히 끓인다.
3. 국물이 끓기 시작하면 잠시 후에 건져낸다.

5. 잡곡밥 140g 배추김치 30g

영양분석표	열량 (kcal)	탄수화물 (g)	단백질 (g)	지방 (g)	콜레스테롤 (mg)	나트륨 (mg)	칼륨 (mg)	칼슘 (mg)	인 (mg)	철분 (mg)
잡곡밥	203.0	42.0	4.2	1.8	0.0	7.0	111.5	7.4	149.0	1.0
얼갈이된장국	40.0	4.0	2.0	1.6	0.0	360.0	71.5	59.5	36.2	0.7
돼지고기생강조림	188.0	15.2	8.0	10.4	6.4	160.0	203.9	9.5	96.4	0.6
월남쌈	81.0	19.8	0.9	0.0	1.8	45.0	83.3	16.9	28.0	0.4
우엉마전	105.0	20.0	4.0	0.9	4.0	80.0	130.3	24.9	73.2	1.1
배추김치	12.0	2.4	0.6	0.0	0.0	81.0	66.7	9.1	12.7	0.2
합계	629.0	103.4	19.7	14.7	12.2	733.0	667.2	127.2	395.5	4.0

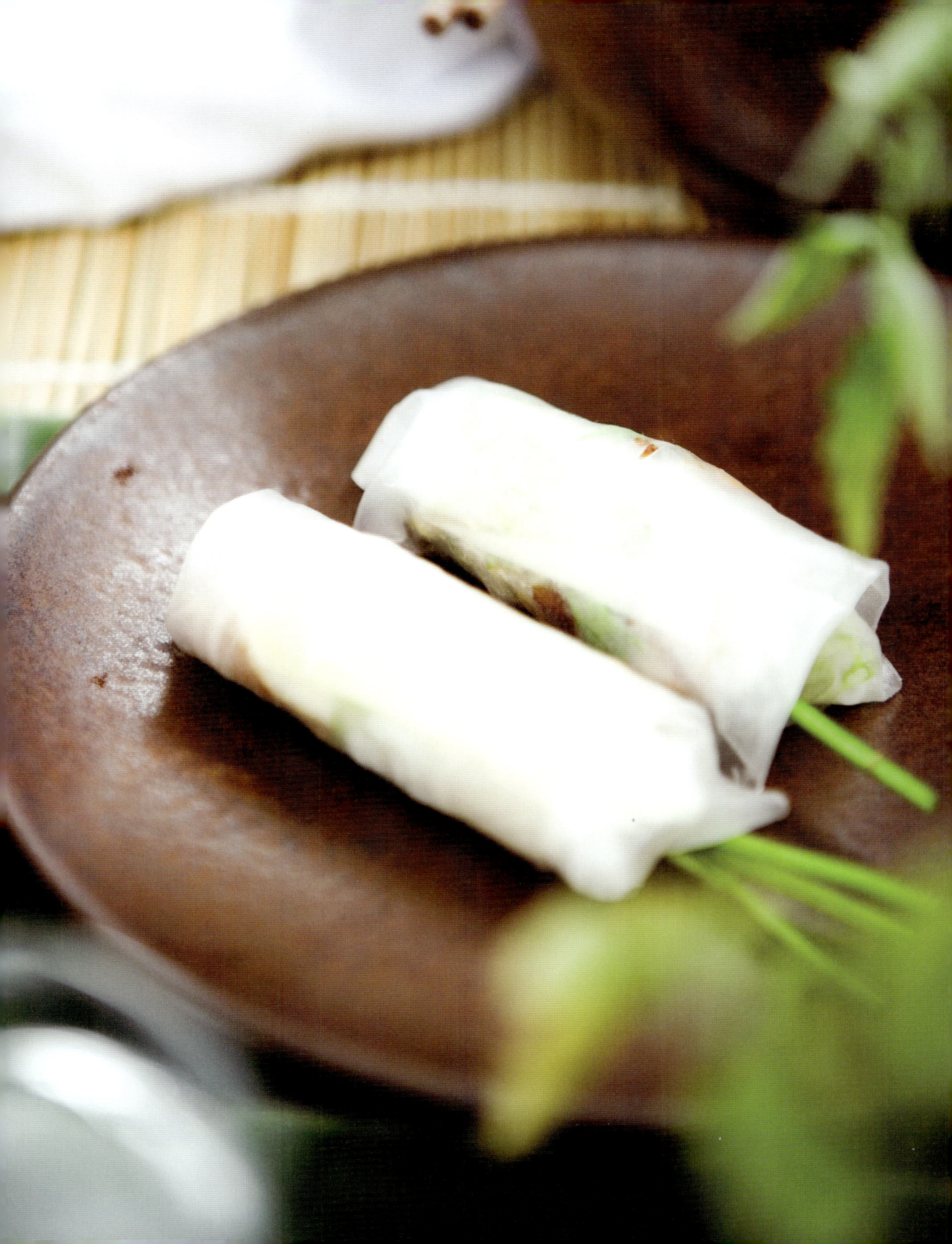

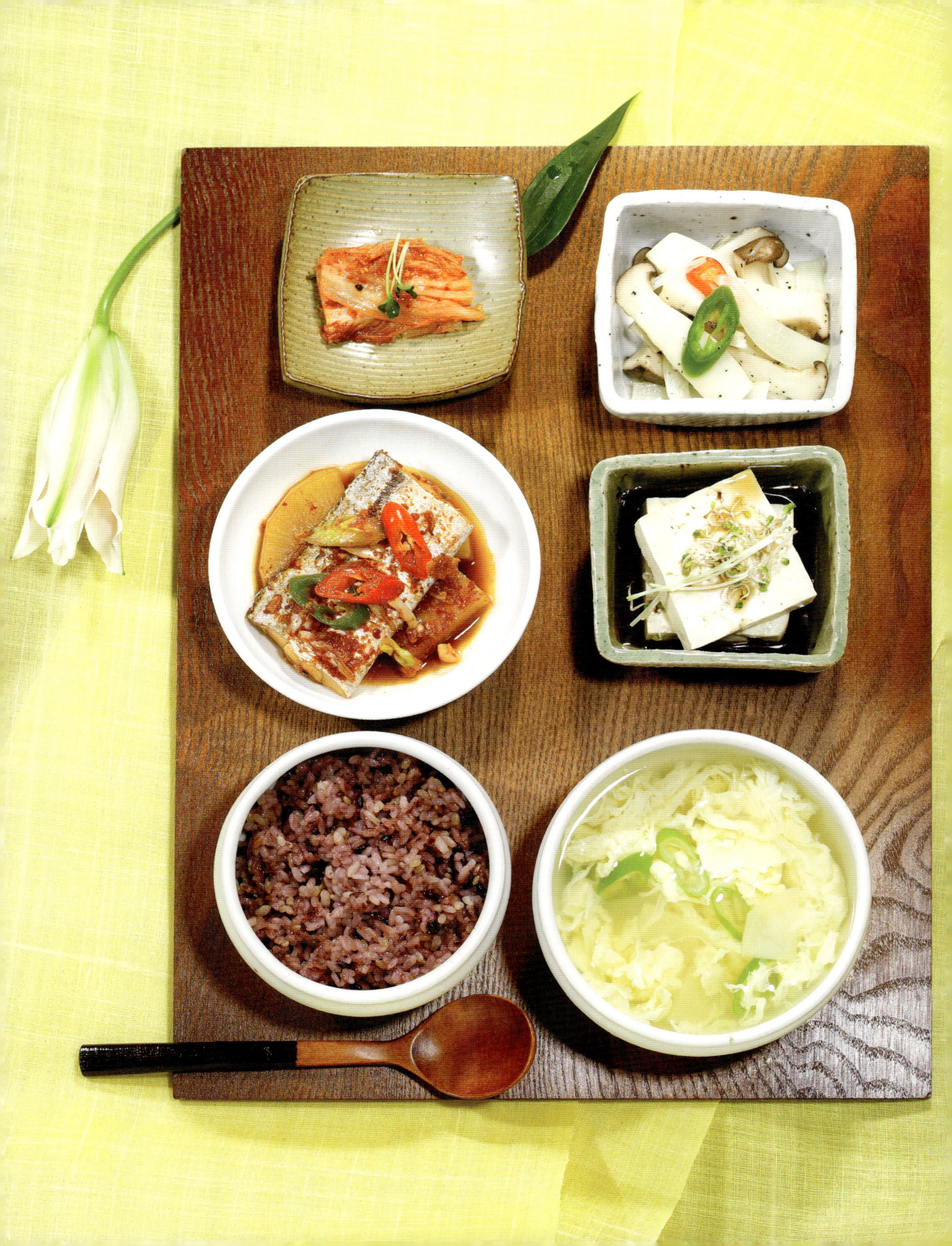

일곱째 날 점심

1. 계란파국

재료

1. 계란 25g, 대파 10g, 야채간장 1작은술, 소금 0.5g, 다진 마늘 1g
2. 육수 : 멸치 5마리, 다시마(5x5cm) 1장, 물 2컵

만드는 법

1. 육수내는 법(Cook Tip)을 참고하여 멸치 다시마 육수를 준비한다.
2. 감자는 0.3cm 두께로 나박 썰기하고, 대파는 어슷 썬다.
3. 멸치 다시마 육수에 감자를 넣고 끓이다가 야채간장, 소금으로 간하고 다진 마늘을 넣어 끓인다.
4. 3에 풀어놓은 달걀을 넣고 마지막에 대파를 넣어 완성한다.

Cook Tip 멸치 다시마 육수

1. 다시마(10x10cm) 2장, 멸치 2컵, 물 2L, 마늘 3톨, 대파 5cm 1개
2. 멸치는 내장을 제거하고, 살짝 마른 팬에 볶아 수분을 날리고 물에 다시마, 멸치를 넣고 끓이다가 다시마는 끓으면 건져내고, 나머지는 10분 정도 끓여 걸러 사용한다.

2. 갈치무조림

재료

1. 갈치 50g, 무 35g
2. 야채간장 2작은술, 굴 소스 1작은술, 고춧가루 1작은술, 다진 마늘 2g, 청양고추 5g, 대파 5g, 다시마 국물 1.5컵

만드는 법

1. 육수내는 법(Cook Tip)을 참고하여 다시마 국물을 준비한다.
2. 무는 1cm 굵기로 납작 썬다.
3. 야채간장, 굴 소스, 고춧가루, 다진 마늘을 이용해 양념을 만든다.
4. 냄비에 다시마 국물을 부어 무를 깔고 양념을 약간 넣어 끓으면 갈치와 양념을 마저 넣는다.
5. 한소끔 끓으면 청양고추, 대파를 올려 완성한다.

Cook Tip 다시마 국물

1. 다시마 1장 (15g), 물 1.8L
2. 다시마는 적당한 크기로 잘라 지저분한 것을 제거 한 뒤 냄비에 물을 담고 다시마를 넣어 두었다가 약 불에 올려 오랫동안 서서히 끓인다.
3. 국물이 끓기 시작하면 잠시 후에 건져낸다.

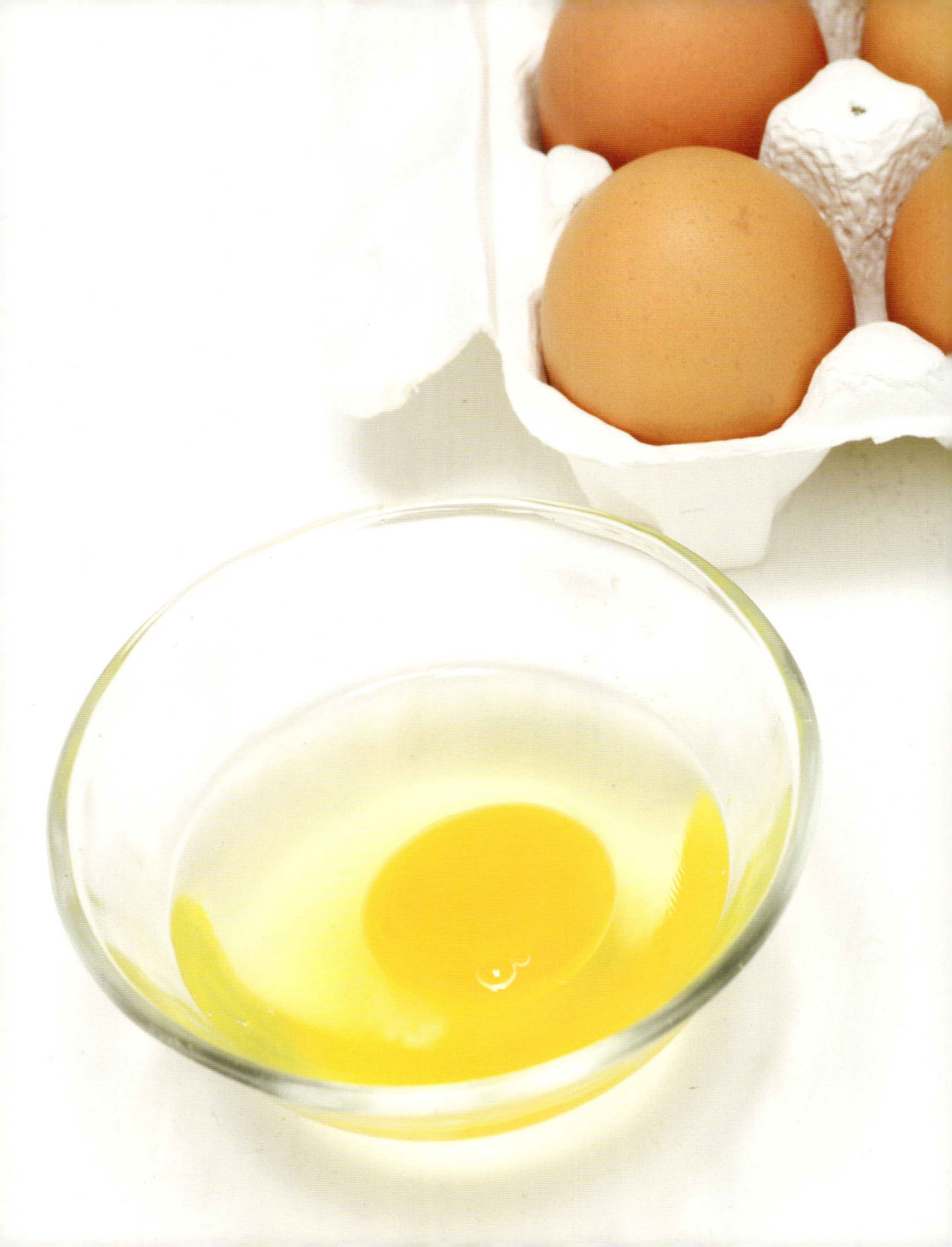

3. 새송이버섯볶음

재료

1. 새송이버섯 50g, 양파 20g, 마늘 1톨, 청·홍고추 5g
2. 소금 0.3g, 식용유 1g, 통깨 1g, 참기름 1g

만드는 법

1. 새송이는 반 갈라 채 썰고 양파, 마늘도 채 썬다.
2. 청·홍고추는 어슷썬다.
3. 팬에 식용유를 두르고 마늘→양파→새송이버섯의 순으로 넣고 볶다가 소금으로 간한 후에 통깨, 참기름을 넣고 청·홍고추를 올려 완성한다.

4. 두부메밀싹 샐러드

재료

1. 두부 40g, 메밀 싹 10g
2. 소스 : 간장 1/2작은술, 야채간장 1/2작은술, 식초 1작은술, 레몬 즙 1/2작은술, 마늘즙 1/4작은술, 참기름 2.5g, 올리고당 1g

만드는 법

1. 두부는 한번 데쳐주고 먹기 좋은 크기로 잘라준다.
2. 메밀 싹은 찬물에 담궈 헹군 후 물기를 빼준다.
3. 두부에 메밀싹을 올리고 분량의 소스를 만들어 끼얹어 완성한다.

5. 잡곡밥 140g 배추김치 30g

영양분석표	열량 (kcal)	탄수화물 (g)	단백질 (g)	지방 (g)	콜레스테롤 (mg)	나트륨 (mg)	칼륨 (mg)	칼슘 (mg)	인 (mg)	철분 (mg)
잡곡밥	304.5	63.0	6.3	2.7	0.0	10.5	167.3	11.1	223.5	1.4
계란파국	42.5	0.0	5.1	2.4	37.4	170.0	23.4	13.9	46.3	0.4
갈치무조림	56.0	2.1	9.8	1.1	4.2	161.0	198.0	48.2	89.8	0.3
새송이버섯볶음	104.8	10.0	4.0	6.6	0.4	207.0	439.0	87.8	59.6	2.2
두부메밀새싹샐러드	48.4	4.8	2.6	2.2	0.0	60.9	36.1	42.7	34.9	0.8
배추김치	12.0	2.4	0.6	0.0	0.0	81.0	66.7	9.1	12.7	0.2
합계	568.2	82.3	28.4	15.0	42.0	690.4	930.5	212.9	466.9	5.3

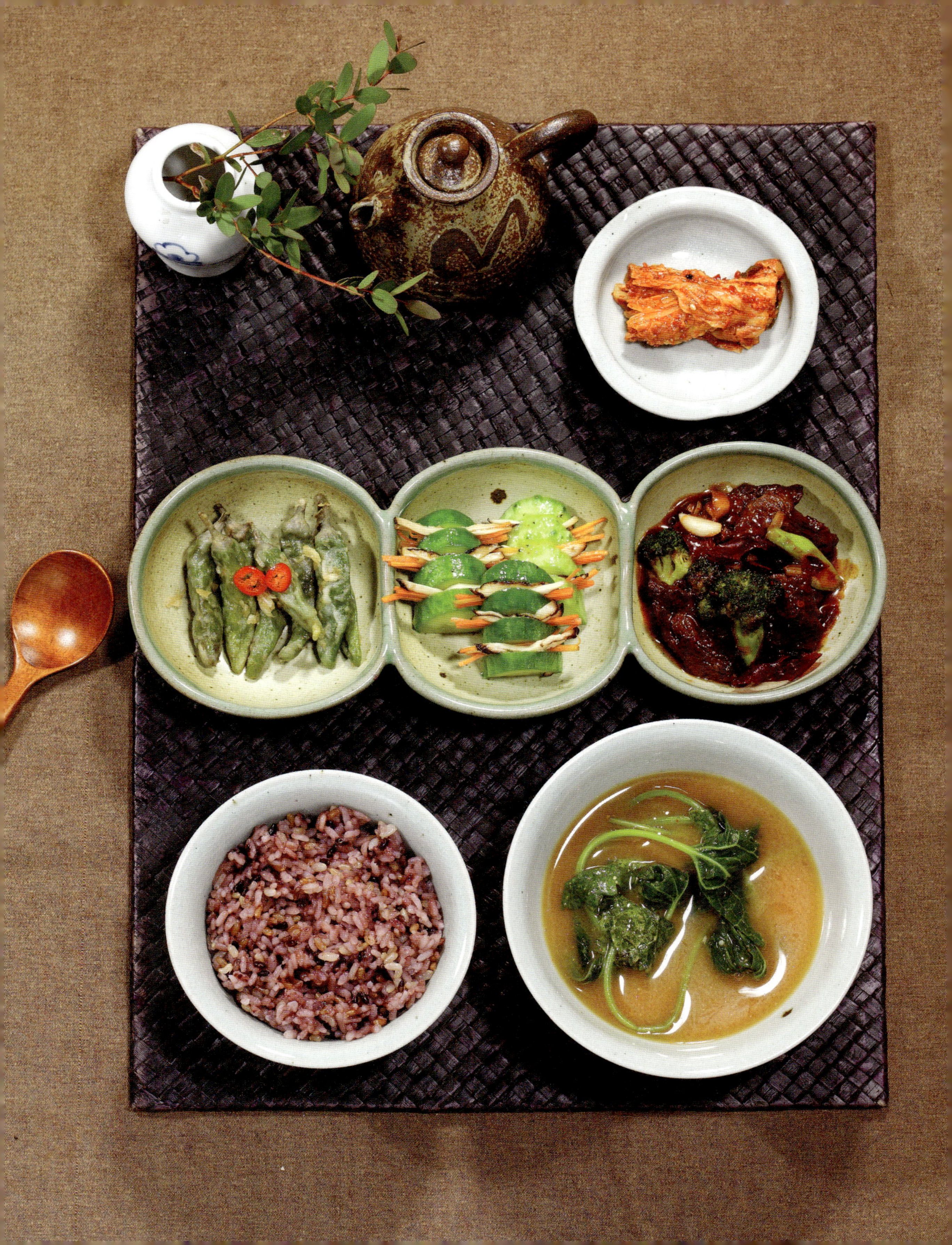

일곱째 날 저녁

1. 취나물토장국

재료

1. 취나물 35g, 된장 1/4작은술, 고춧가루 0.5g, 청양고추 1/3개, 다진 마늘 1g, 다진 대파 3g
2. 육수 : 물 2컵, 다시마(5x5cm) 1장, 건표고버섯 1장(5g), 멸치 3마리

만드는 법

1. 육수내는 법(Cook Tip)을 참고하여 멸치 다시마 표고 육수를 준비한다.
2. 취나물은 끓는 물에 데쳐 먹기 좋은 크기로 썬다.
3. 데친 취나물에 된장, 고춧가루, 다진 마늘을 넣고 무친다.
4. 멸치 다시마 표고 육수에 무친 취나물을 넣어 끓이고 청양고추, 다진 대파를 넣고 완성한다.

Cook Tip 멸치 다시마 표고 육수

1. 다시마(10x10cm) 2장, 멸치 1컵, 건 표고 8개, 물 2L
2. 멸치는 내장 제거 후 팬에 볶아 수분을 날려준 다음 재료 넣고 끓이다가 다시마는 건져내고 나머지는 10분 정도 더 끓여 걸러 사용한다. (다시마에 칼집을 내면 국물이 더 잘 우러나온다.)

2. 쇠고기 브로콜리조림

재료

1. 쇠고기 40g, 브로콜리 35g, 소금 0.1g, 마른 홍고추 1/4개, 대파 5g, 마늘 2톨
2. 소스 : 고추기름 1g, 청주 1/2작은술, 올리고당 2g, 두반장 1작은술, 칠리소스 1작은술, 다진 양파 5g, 다진 마늘 3g, 쇠고기 육수 2작은술, 후추

만드는 법

1. 쇠고기, 마늘 1톨, 대파를 넣어 육수를 만든다.
2. 쇠고기는 먹기 좋게 썰어 후추로 밑간 한다.
3. 홍고추는 어슷, 대파는 3cm 채, 마늘은 편 썰고 브로콜리는 먹기 좋은 크기로 잘라 데친다.
4. 분량의 소스를 만들어 준다.
5. 팬에 마늘, 파, 홍고추를 넣고 볶다가 쇠고기가 완전히 익으면 소스와 브로콜리를 넣고 볶아 완성한다.

3. 고추찜

재료

1. 애기고추 35g, 밀가루 1g, 참기름 2.5g, 국간장 1/4작은술, 소금 0.1g, 다진 마늘, 다진 실파

만드는 법

1. 애기고추에 밀가루에 묻혀 10분 찐다.
2. 찐 애기고추에 국간장, 다진 실파, 다진 마늘, 참기름, 소금을 넣고 무쳐 완성한다.

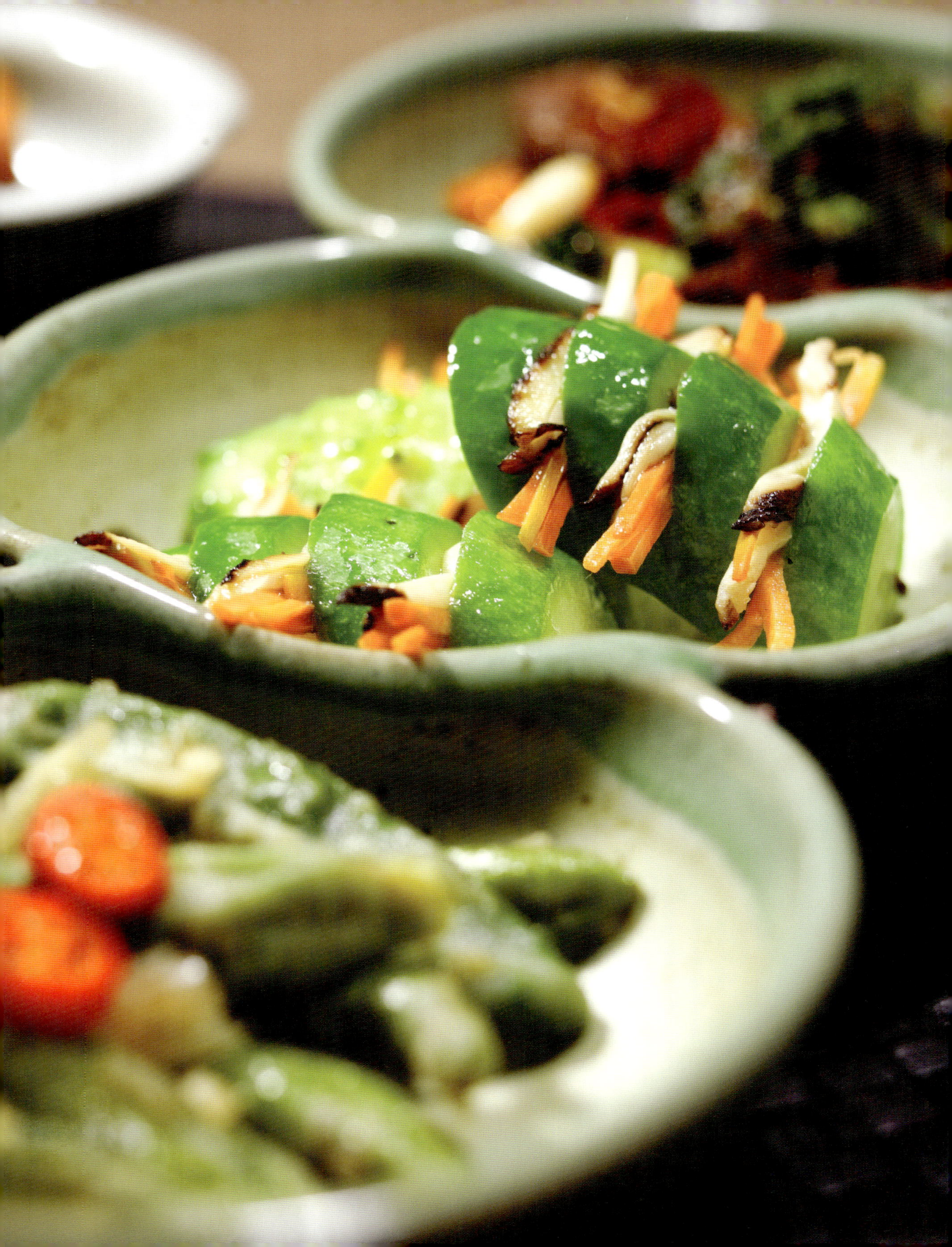

4. 오이선

재료

1 오이 35g, 표고버섯 10g, 당근 10g, 소금 2g

만드는 법

1 오이는 통째로 소금으로 문질러 씻고 반을 자른 후 4cm 길이로 어슷하게 썬 다음 밑부분이 1cm 정도 남게 3번의 칼집을 어슷하게 넣고 소금물에 절인다.
2 표고버섯, 당근은 채썬 후 후라이팬에 살짝 볶아낸다.
3 칼집을 넣은 오이 사이로 당근, 표고버섯을 끼워 넣어 완성한다.

5. 잡곡밥 140g
배추김치 30g

영양분석표	열량 (kcal)	탄수화물 (g)	단백질 (g)	지방 (g)	콜레스테롤 (mg)	나트륨 (mg)	칼륨 (mg)	칼슘 (mg)	인 (mg)	철분 (mg)
잡곡밥	203.0	42.0	4.2	1.8	0.0	7.0	111.5	7.4	149.0	1.0
취나물토장국	41.2	6.4	3.8	0.8	0.0	333.8	419.8	66.4	94.4	1.8
쇠고기브로콜리조림	43.8	3.2	4.2	1.5	0.7	59.5	55.5	39.9	32.7	0.3
고추찜	72.3	12.8	2.6	1.4	0.0	93.5	193.5	27.5	54.1	0.8
오이선	8.3	1.7	0.6	0.0	0.0	24.8	41.3	8.8	16.7	0.2
배추김치	12.0	2.4	0.6	0.0	0.0	81.0	66.7	9.1	12.7	0.2
합계	380.5	68.4	15.9	5.6	0.7	599.6	888.4	159.1	359.7	4.2

힐링레시피

당뇨병 상식 7

당뇨병환자의 식사 10계명

① 일주일치 식단표를 구성한다.

② 정해진 식사량을 지킨다.

③ 세끼 식사를 규칙적으로 한다.

④ 밥과 국, 김치 위주로 식사하지 않는다.

⑤ 현미밥이나 잡곡밥이라고 안심하지 않는다.
섬유소가 높아 혈당을 서서히 높이기는 해도 많이 먹으면 고혈당의 원인이 되므로 쌀밥과 동일한 양을 먹자!

⑥ 달고 짜고 기름진 음식은 피한다.

⑦ 발효식품은 건강식이라는 믿음을 버린다.
김치, 된장, 청국장 등은 건강식으로 통하지만 염분 함량이 높아 주의해야 한다.

⑧ 과일도 적절한 양만 섭취한다.

⑨ 견과류와 식물성지방도 적당량 섭취한다.
불포화지방도 칼로리가 높기 때문에 지방섭취에 주의해야 한다.

⑩ 대체식품을 주의한다.
단맛을 내는 아스파탐과 올리고당은 혈당에 크게 영향을 미치지 않으므로 대체감미료로 사용할 수 있지만 저나트륨 소금은 심장이나 콩팥에 이상이 있거나 혈압약을 복용하는 경우는 위험하므로 함부로 섭취하지 않는다.

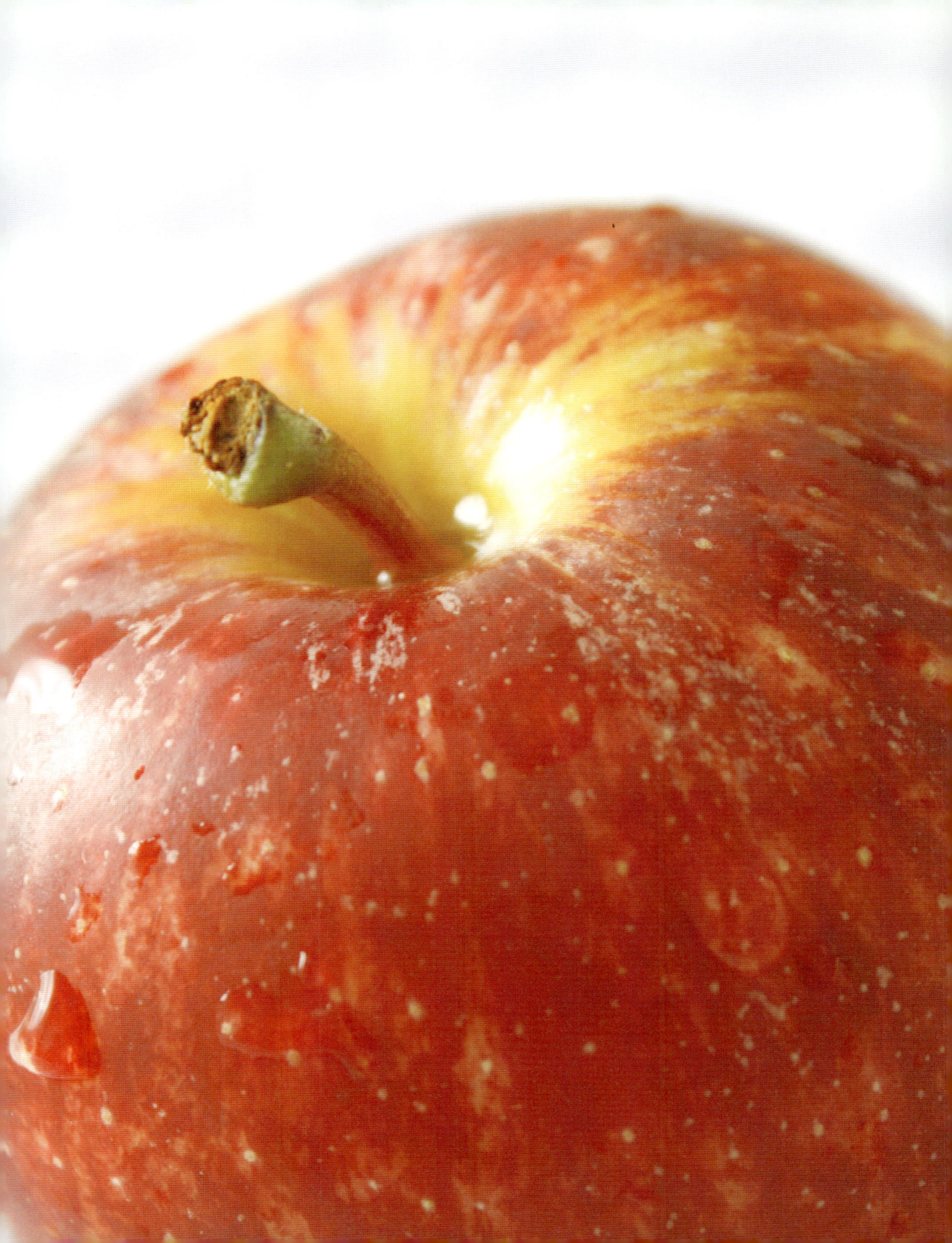

내 몸이 좋아하는 건강식단 당뇨병편

초판 1쇄 발행 2013년 6월 28일
초판 2쇄 발행 2013년 11월 1일
초판 3쇄 발행 2014년 11월 12일
초판 4쇄 발행 2018년 11월 15일
초판 5쇄 발행 2024년 8월 28일

지은이 계명대학교 힐링식품사업단
펴낸이 신일희
펴낸곳 계명대학교출판부
704-701 대구광역시 달서구 달구벌대로 1095
전화 053-580-6233
팩스 053-580-6235
홈페이지 www.kmupress.com
출판등록 제347-1998-1호(1970. 9. 1)
디자인·편집 (주)이환디앤비 02-2254-4301
총괄 디렉터 박정원
본문디자인 한태희

ISBN 978-89-7585-626-6 04590 정가 12,000원
ISBN 978-89-7585-629-7 (세트)

이 도서의 국립중앙도서관 출판시도서목록(CIP)은 서지정보유통지원시스템 홈페이지(http://seoji.nl.go.kr)와 국가자료공동목록시스템(http://www.nl.go.kr/kolisnet)에서 이용하실 수 있습니다.(CIP제어번호: CIP2013004046)